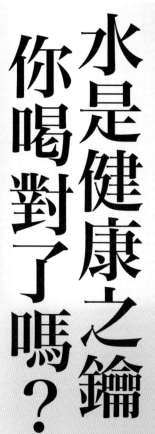

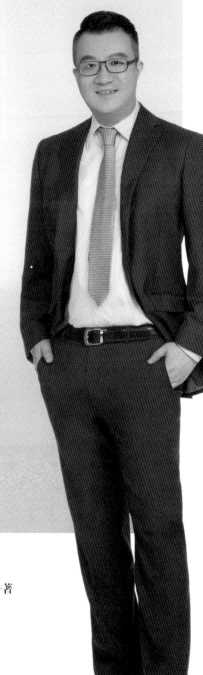

水是健康之鑰
你喝對了嗎？

臺灣美加健康醫美集團仁愛院長
臺灣醫美健康管理學會理事長

廖俊凱 醫師 —————— 著

書泉出版社 印行

序 言

打從人類的祖先，在數十萬年前出現在這個地球上，水就是人類生存所需的最基本物質。記得小學自然課本有教過我們，生命的三大要素是陽光、空氣和水。

但事實上，科學家發現在不見天日的深海中，有不需要陽光也能存活，耐低溫高壓的動、植物。此外，地球上及身體內也有許多沒有空氣，也同樣能夠存活的「厭氧菌」。

因此可以這麼說，生命三大要素中，應該只有「水」，才是真正不可或缺的。所有生命的誕生、存續，都必須要有水的參與。

儘管在地球上，有七成的面積都充滿了水，但是大部分不是過鹹，就是因為各種汙染，而無法直接飲用。因此，水必須經過各種處理及過濾，才「適合飲用」、「喝了不會致病」，甚至是「喝了還能有益健康」。讓一般大眾了解如何「正確喝水」，「喝正確的水」，正是我動手寫這本書的最大動機。

為了讓讀者了解這關係到人類生存、生命與健康之「水」的重要性，並進一步「選對水」，本書的章節鋪陳，是按照以下環環相扣的內容來進行。

首先在第一章的「水與生命」，介紹了水的物理與化學特性。儘管對於一般讀者來說，內容也許會有點生硬。但是，這一章卻是突顯「水」在人類生命及健康上重要性的基礎。

正因為水有迥異於其他物質的物理、化學特性，再加上水中所富含對人體生存與健康必需的多種維生素及礦物質，也才能透過第二章「水的功能」介紹「水的 8 大功能」，來提醒讀者「水」對於健康的重要性。

接著第三章的「水與疾病」，告訴讀者，人之所以會生病，都是與「脫

水」這個原因密切相關，並且順便提醒讀者時時注意 15 個「身體正在脫水」的徵兆。假設民眾繼續忽略這些徵兆，則很有可能進一步衍生出包括腸炎、痛風、三高（高血壓、高血脂、高血糖）、泌尿系統感染，甚至骨鬆、失智，還有最讓現代人討厭的肥胖，以及皮膚變差等 16 種常見疾病或亞健康狀態。

第四至第八章，可以說是本書的重頭戲。它依序告訴讀者「如何正確地喝水」，包括喝水量、喝水時間，甚至，還包括「喝對正確的水的種類」。因為隨著工業、農藥等環境汙染的日益嚴重，再加上供水設施的老舊，市面上充斥著各種打著「健康」、「無汙染」名義的「水」。雖然同樣叫做「水」，外觀看起來也都差不多，但在價格上，卻是天差地別（這當然也關係到讀者的荷包胖瘦），對身體的影響好壞也完全不同。所以，我將從「健康好水的 8 大標準（第七章）」，來幫讀者一一檢視這些市售水的優、劣真偽。

最後的第八章，則是考慮讀者在面臨現有水汙染問題難解之下，只能求助於各種淨水器的選擇上困擾。簡單來說，不管是吃下肚的任何食物或飲水，假設有身體不需要，或是對身體有害的物質，全都是靠腎臟來將所有水分進行過濾。所以，一旦飲水不乾淨或含有毒素，第一個倒楣、加重工作的就是腎臟。而為了不讓自己的兩顆腎，成為天然淨水器，本章詳細替讀者們分析了不同淨水器的優、缺點，以協助民眾選購最適合家庭用水需求的工具。

期望這本書，能讓所有讀者「選對水」、「喝對水」，並且更進一步「喝出健康」！

臺灣美加健康醫美集團
臺灣醫美健康管理學會

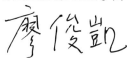

目 錄 | **Contents**

第八章｜如何挑選淨水器　193

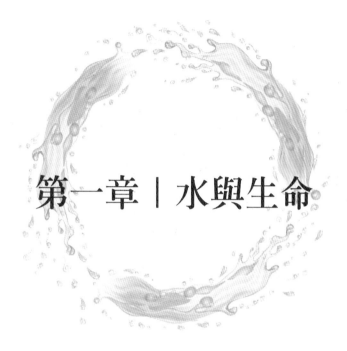

第一章｜水與生命

「陽光、空氣、水」是所謂的生命3大元素。世界上的所有生物，都不能脫離這3項物質而單獨存活。不過，如果在這3項元素中，只能選擇唯一的一樣，你會選擇哪一項呢？當你看過本篇之後，相信你對於「水與生命」的重要性將會全然改觀，而重新認識這個在生活周遭可能垂手可得的「水」！

雖然希臘哲學家泰勒斯曾說過：「水是萬物之源」。但是，對於被形容得如此偉大的自然界成分「水」，我們到底了解多少？水從哪裡來呢？為什麼多喝水會有益健康呢？它又藏有哪些鮮為人知的祕密呢？且讓我慢慢為各位讀者細細解說！

其實，除了古希臘哲學家泰勒斯，中國古代的人也早就意識到水對生命的重要性。例如秦朝時期的呂不韋便指出：「凡食之味，水為之使」；清代養生學家指出：「人可以一日無穀，不可一日無水，水為食精」；甚至非常重視養生的清朝康熙皇帝也說：「人之養身，飲食為要，故用水最切」。

💧 生命的誕生來自水

看起來，水自古就爲中、外人士所歌頌。那麼，水眞的那麼重要嗎？這一切可能要先從「生命的誕生來自水」開始。因爲以人類細胞爲例，其中的水含量平均約70%。假如把細胞內的水全部抽乾，剩下來的成分就只剩下：蛋白質71%、脂肪12%、核酸7%、碳水化合物5%、其他5%。其中，蛋白質的成分含量占比最多。所以可以這麼說，在生物體維持生命所需要的幾項重要物質中，「水」是除了蛋白質、脂肪、核酸、碳水化合物之外的第五生命體物質。

沒錯，所有的生命都誕生於水，因爲在整個太陽系中，除了地球以外，沒有一個星球有水的存在。而且，至今科學家們仍認爲只有地球上才有生命的存在，所以水和生命之間應該有著密不可分的關係。

地球有七成是海，最初的生命就是誕生於35億年前的古老海洋中。最早，那只不過是個微小的生命體——有機化合物，接著才從原始細菌慢慢進化爲低等生物，然後才是兩棲類及陸上生物。

事實上，不但最初的生命體是從海中孕育、進化而來，各種動物身體的組成結構也都是水，且越是原始的生物與水的淵源就越深，例如棲息在海中的魚以及水母等低等生物，分別有85%及95%以上都是由水所構成的。

至於人類，從誕生的一開始，卵子受精後的水含量約有98%（也就是說幾乎都是水），在反覆進行細胞分裂並逐漸成爲人類的過程中，含水量會漸漸地減少。但在整個懷胎10月之中，四周所圍繞的就是羊水，等於是「泡在水中」。

而從「人體中有六成到七成是水，而地球的2/3是海」的事實來看，兩者僅僅是巧合而已嗎？恐怕很值得深入思考！

◊ 整個人都是「水」做的

在「水占人體比重約七成」之下，人體各器官組織雖然都含有水，但其中以掌控生命的「中樞腦脊髓」，含水的比例最高（含水量達99%）；其次則爲含水占94%的淋巴系統。剩下的像是人體血液含水量占70%、肌肉含水62%，而骨骼也含有50%的水分（請見下表1-1）。

表 1-1　人體各器官中含水比

器官	含水比例
腦脊髓	99%
淋巴腺	94%
血液	70%
肌肉	67%
骨骼	50%

資料來源：《好水好健康》，第 65 頁

附帶一提的是，腎臟的含水量也有83%，肝臟有68%，皮膚則有72%。整體來說，人體就好像是個裝了水的容器，沒有水就無法生存。

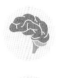 大腦｜80% 是水

 心臟、血管｜心臟約 70% 是水，血液中的血漿約 90% 是水

 呼吸道｜肺臟約 80% 是水

 皮膚｜約 70% 是水

 脊椎｜椎間盤軟骨含有約 80% 的水

 肌肉｜約 75% 是水

 腎臟｜約 80% 是水

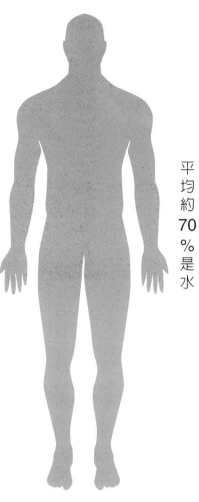 平均約 70% 是水

圖 1-1　人體內各器官、組織的含水量
資料來源：《好好喝水》，第20頁

如果從另一個角度來看，人體內的水有2/3是「細胞內液」，其中以鉀、蛋白質和磷酸鹽為主要電解質，由於水分大量儲存於細胞內，因此可說細胞像個蓄水池一樣。

　　至於另外1/3的水，則是屬於「細胞外液」，除了組織細胞與細胞之間的組織液外，還包含由淋巴系統運送的淋巴液，以及在血管中循環的血液（請見下表1-2）。

表 1-2　成年男女體內含水比例

	男性	女性
以體重 100% 計算成年者身體中水分，約占其體重的比例（總體液量）	64%	57%
細胞內液	47%	41%
細胞間液	17%	16%
組織間液	12%	12%
血清	5%	4%

資料來源：《好水好健康》，第 63 頁

　　既然人體有70%是水，小孩的比例則更高，約占80%。那麼，人沒有水會怎樣呢？事實上，水，不只能夠維持生命活動，甚至可說是生命之主。

沒有水，就沒有生命

　　自從人類的祖先數十萬年前出現在地球上，水就是人類最基本的物質：我們還未出生時就已開始吸收水，而瀕死之前也要求喝一口水。人類不吃食物可以活數週，但是不喝水，則撐不過一星期，在沒有水氣的環境中，活不了幾天。

　　小學自然課教過我們，生命的三大要素是陽光、空氣和水。但事實上，科學家發現在不見天日的深海中，有不需要陽光也能存活、耐低溫高壓的動、植物。此外，地球上及身體內也有許多沒有空氣也能存活的「厭氧菌」。

　　所以可以這麼說，生命三大要素中，應該只有「水」，才是真正不可或缺的。所有生命的誕生、存續，都必須有水的參與。

　　水除了是生命之源外，人類幾大古文明的起源也都離不開水，唯有湖畔河岸才能孕育生命、滋養生命，有水的地方才能繁衍、生活，發展文明。而要了解水對於生命的重要性，就不得不先了解「水」這個元素的特性。

💧 水的特性影響生命存在

　　每個人在國中上物理、化學課的時候，老師都有教到以下有關水的內容：水分子是由一個氧原子和兩個氫原子所構成。且水是地球上唯一能夠同時以固體、氣體和液體三種不同的形態存在的物質。

　　大自然在太陽照射能量和地球表面熱能的共同作用下，將地表液態的水蒸發成獨立的水粒子飄浮在空氣中，就形成氣態的水蒸氣。當水分子單獨存在時，其活動力最強，熱運動也極快，所以可以飄浮在空氣中。

　　而在水蒸氣進入大氣層中遇冷時，就會凝結成水或冰，且在地心重力作用下，以降水的形式落至地表，周而復始的進行「水循環」。

　　除上述之外，在近代醫學和生物化學不斷的研究下，水還有以下幾個與眾不同的特性：

一、水在常溫為液態

　　水（H_2O）與其同類的化合物，例如硫化氫（H_2S）、硒化氫（H_2Se）、銻化氫（H_2Te）……等的融點與沸點都不同（請見下表1-3）。照理說，水在常溫時只能以氣體存在，但水卻能以液態存在於常溫下。

表 1-3　水與其他同類化合物的沸點和冰點比較

分子	分子量	沸點（℃）	冰點（℃）
水（H_2O）	18	100	0
硫化氫（H_2S）	34	-61	-82
硒化氫（H_2Se）	80	-42	-64
碲化氫（H_2Te）	129	-4	-51

資料來源：《水的聖經》，第 25 頁

二、水不易熱也不易冷

　　水的「融解熱」和「汽化熱」非常特殊，因此水溫至0℃時，每克的水還會再釋放出80卡的熱量之後才會結冰，而在100℃汽化時，則需要539卡／克的汽化熱。

　　這裡所提到的「比熱大」的重要性在於：有助於保溫的穩定性。以下表1-4為例，如果人體內水的比熱和金的比熱一樣的話，人體恐怕就很難保持恆溫了。

表 1-4　物質比熱表

物質	比熱
水	1.00
海水	0.94
酒精	0.57
花生油	0.46
空氣	0.24
冰	0.49
木材	0.30
鐵	0.11
銀	0.06
金	0.03

註：比熱值越低，則越難保持恆溫
資料來源：《好水，好健康》第 40 頁

三、水分子具有極性

　　水分子的兩個氫原子與一個氧原子，是以「共價」方式結合。由於水的極性，使水分子具有正極和負極，能讓每個帶有極性的水分子以微弱的氫鍵（Hydrogen Bond）與鄰近的水分子連接，才能在相當的溫度範圍內凝聚小水珠，呈現液態狀態。

　　液態水由於有氫鍵使其聚合，並對吸收和儲存熱的效應相當穩定，這種對熱儲存的容量，使人體體溫不受外界的影響，並且能維持其穩定性；而當水由液體變為氣體時，能吸收大量的熱。這也就是為什麼會出汗散熱，使身體感覺涼爽的主要原因。

四、水在 4℃時密度最大

這也是生物得以生存在地球上的最大關鍵之一。一般地球上的物質，只要從液體變成固體，構成它的分子以及原子的密度通常就會增加，重量也隨之增加。

但是，當水結成冰的時候，其分子結構雖然排列規則且整齊，但其中還是留有很多空隙；一旦變成液體時，水分子就會以10萬倍的速度劇烈運動起來。由於運動劇烈，分子之間的空隙會越變越小，密度則會相對增加。

因此與冰相比，液體水的重量要大得多。由於4℃的水最重，因此，即使外面天寒地凍，湖底的水溫也肯定保持在4℃，這就是水底生物賴以生存的必備條件。

五、水的黏稠度在壓力變化下，與其他物質不同

一般物質的特性是：壓力越大，越呈黏稠狀；但水則不一樣，在30℃以下時，它是壓力越小、越顯黏稠。

六、水的表面張力比一般液體為大

由於水的表面張力遠比其他一般液體物質都大，因此其原子、分子間堆積相乘所形成的巨大力量，遠超出其他液態物質（請見下表1-5）。

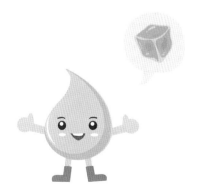

表 1-5　相對於空氣之各種液體的表面張力

物質	表面張力	物質	表面張力
水	72.75	硝基苯	43.6
醋酸	27.60	三氯甲烷	27.1
氨	26.55	乙醇	22.3
苯	28.90	乙醚	17.0
丙酮	23.70	水銀	479.5
氨苯	33.20	鈉	222.0

註：表面張力數字愈大，代表張力愈大
資料來源：《好水，好健康》，第 41 頁

七、水以「簇團分子」的方式聚集

在常態下，水分子是以多數的簇團形式集合而成的；有的簇團為多達10至30多個水分子聚集而成的大分子水，有的則由小於10個水分子聚集而成的小分子水。儘管水分子間在一剎那間進行著千千萬萬次的聚散離合，但是以整體而言，小分子水對於身體的吸收和排泄功能遠超過大分子水。這部分將在第六章——好水的特性中詳細解說。

八、水能接受和傳遞精神能源

隨著科學技術的進步，有關水的研究範圍也越加廣泛。人類對水的認知，早已不再侷限於一般的物理、生化以及生理上的分析評估，而是以能量醫學的觀點來詮釋水分子。

其中最知名的人物，就是日本國際波動能之友會會長及IHM總會研

究所所長江本藤先生（Masaru Emoto）。他在《來自水的信息》（*The Message From Water*）一書中陳述，水能傳導精神能量，無論是正面的訊息或是負面的訊息，都能傳遞到水分子而改變其排列的形態。他甚至認爲，水是心之境，能映像出人之心，並且可以從實體的影像中正確的表達出來。

以上談了決定地球上各種生物存在之「水」的各種物理特性，接下來的幾章將爲讀者一一分析水對人體的重要性，以及如果想要健康長壽無疾病，該怎麼樣選好水、喝好水？

💧 水已被列為「第六大類營養」

過去，營養學都是將人體需要的營養分成五大類，亦即：醣類、蛋白質、脂肪、維生素、礦物質。一般人最常見的食物營養金字塔，一度曾依人體需求量而將醣類放在最廣大的底層，往上依次是蛋白質、脂肪與維生素，最後才是礦物質。但是如今，營養學則已經把「水」列爲第六大類營養。

這是因爲身體的構成元素中，約4%都是礦物質。而好水中，都含有這些人體必需的各種礦物質。《維他命聖典》（*Earl Mindell's Vitamin Bible*）的作者Earl Mindell曾說過：「礦物質是營養界中的灰姑娘」。因爲礦物質與其他營養素相比，如蛋白質、脂肪、碳水化合物等，其功能和營養價值並不爲人所熟悉。

礦物質微量元素雖然不提供能量，卻有重要的生理功能，例如構成骨骼、牙齒、肌肉、血球、神經，調節生理功能，是組成酶的成分，維持滲透壓，保持酸鹼平衡等。針對酸鹼平衡而言，鈣質尤其重要。

1-1　人體鈣質吸收的來源及種類

人體的鈣有 90% 儲存在骨骼與牙齒，稱為骨鈣，只有 1% 存在於血液之中，稱為血鈣。而為了維持血鈣的濃度，人體有以下兩種補充方式：「經口鈣」與「經骨鈣」。

① 經口鈣：由於來自外部的食物與飲水，經由我們的嘴巴攝取，所以叫做「經口鈣」。經口鈣是鈣質最重要的來源，舉凡紅、綠色蔬菜、堅果、豆類、海藻、珊瑚草都是良好的鈣質來源，許多水果也都含有豐富的鈣質。

當這些富含鈣質的食物被吃入人體後，必須經由胃與脾臟的消化作用，將食物中的鈣予以離子化，之後在小腸處由靜脈吸收。也就是說，原本呈複合型態的鈣是無法吸收的，必須將它變成鈣離子，而負責離子化的就是我們的脾臟。

② 經骨鈣：當身體酸鹼值下降，例如飲食不當、與人吵架、面臨壓力、熬夜不睡，而其他管道無法將其平衡回來時，人體會啟動副甲狀腺，刺激骨骼釋放鈣質來中和血液中的酸根離子，這就是所謂的「經骨鈣」。

然而在骨鈣轉化為血鈣時，骨髓也會隨之進入動脈中，因而提高了血管中的膽固醇、血脂肪、三酸甘油脂的含量。這就是為什麼愛喝汽水、常熬夜、容易生氣的人，也容易罹患結石病症。

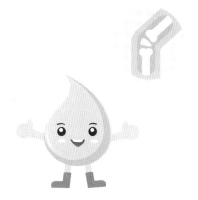

嚴格來說，這些結石的成分並不都是鈣，經化驗結果發現，這些結石當中有 **95%** 的成分是膽固醇，而膽固醇的來源不只是食物，更重要的就是骨髓的釋出。

而值得讀者們注意的是，經口鈣吃多了會自動排出體外；但經骨鈣用多了，不只會造成身體的骨質疏鬆，還會導致心血管疾病與結石，對健康的危害非常之大。

人體鈣質的來源，除了「經口」與「經骨」外，還可以分為「活性鈣」與「死性鈣」兩種。

其中的「活性鈣」，就是指「離子型態」的鈣。它非常容易吸收，且可迅速中和酸毒；至於「死性鈣」就是與酸根離子結合的鈣，不易為身體所吸收。不是大多數被排出體外，就是容易在體內形成結石。

再以細胞外液為例，其中主要的電解質為鈉、氯和重碳酸鹽。其中鈉的主要功能是調節組織液的酸鹼度，以及維持人體滲透壓的平衡；氯的主要功能則是維持紅血球陰離子濃度的平衡，藉以運送二氧化碳，並和氫形成胃酸（鹽酸），以促進消化（各種礦物質的功能請見下表1-6）。

表 1-6　各種礦物質的功能與食物來源

種類	主要功能
鈣	構成骨骼與牙齒，幫助血液凝固，調節血液酸鹼平衡，維持心臟、肌肉、神經的正常功能。減少脂肪吸收，促進脂肪燃燒。
鈉	細胞外液主要的陽離子，調節血液、體液的酸鹼平衡，維持水分平衡及體液的滲透壓，維持心臟、肌肉、神經的正常功能。
鉀	細胞內液主要的陽離子，調節酸鹼平衡、水分平衡及滲透壓，調節神經與肌肉感受性，維持心臟、肌肉、神經的正常功能。
鎂	強化骨骼組織的硬度與韌性，提高吸收鈣質的效率。維持心臟、肌肉、神經的正常功能。
鐵	負責攜帶氧氣、養分的運送，二氧化碳與廢物的運送及排除，合成酵素的因子。
碘	合成甲狀腺激素的主要成分，調整細胞氧化作用。
銅	製造血紅素與某些酵素。為形成膠原蛋白所必須，影響造骨細胞的活性。
錳	活化酵素，如血液或骨骼中的磷酸酯酵素。促進骨質鈣化，平衡造骨細胞與蝕骨細胞的作用。
鋅	是胰島素的成分，也是某些酵素的重要成分。組成骨骼網狀結構的重要元素。

資料來源：《喝水是一門學問》，第 51 頁

⬦ 人體必需礦物質有 16 種

　　以上介紹了礦物質鈣與鈉，對身體各項生理功能的運作及新陳代謝具有舉足輕重的地位，但在體內能確實輔助鈣來發揮功能的則是鎂。鎂可以預防鈣累積在血管內，並將鈣運送到血清等細胞外液，同時也有預防鈣從骨頭或牙齒溶出的重要功能。

　　換句話說，不管攝取再多的鈣，一旦身體內的鎂不夠，體內的礦物質就會嚴重失衡。從營養學的角度來看，鎂的必要攝取量是鈣的一半。

　　此外，礦物質還有鉀、硒、鋅及矽等，也都具有人體不可缺少的功能。以矽為例，假設含量不足，骨頭和血管就會變得脆弱，關節的靈活度也會惡化。曾有數據顯示，受到動脈硬化之苦的人普遍都缺少矽，矽可以說是防止老化所不可或缺的礦物質。然而人體內無法自行合成矽，必須透過食物或飲水來補充。

　　根據營養學家的研究與統計，人體所需要的礦物質共有16種。這16種礦物質的功能以及缺乏症如下表所示。一般來說，礦物質是維持人類成長和生命活動不可或缺的物質，若少了其中任何一項，就會引起缺乏症。引起缺乏症時，生物體機能便會減退，甚至可能導致死亡，所以不可掉以輕心。

表 1-7　16 種人體必需礦物質的主要功能與缺乏症

礦物質	作用	缺乏症
鈣	·形成骨骼與牙齒 ·調節體內的水含量 ·肌肉的收縮，神經的傳達等	骨軟化症、骨質疏鬆症、牙齒發育不良、失眠症、關節炎、動脈硬化、血液凝固不良等。
鎂	·骨骼、肝臟、肌肉所需的營養素 ·使細胞內滲透壓以及酸鹼值達到平衡狀態，進行體溫的調節、維生素的吸收等	發育不全、衰弱、過敏、痙攣、抽筋、狹心症、腎衰竭等。
鈉	·提高細胞外的機能 ·平衡電解質 ·調節體液、神經傳達等	噁心、頭昏眼花、精神異常、體力減退、呼吸不順、高血壓、副腎皮質機能減退等。
錳	·幫助酵素的吸收（與蛋白質、碳水化合物、脂肪的吸收有關） ·生成膽鹼	骨骼退化、平衡感不全、動脈硬化等。
磷	·形成骨骼與牙齒 ·調節酸鹼 ·與能量代謝有關	發育不全、佝僂病、體重減輕、衰弱等。
鉀	·維持酸鹼平衡 ·傳達神經刺激、心臟機能	心臟病、糖尿病、氣喘、關節炎、低血壓等。
銅	·製造紅血球 ·生成骨骼、腦、神經、結締組織、色素等	貧血、骨骼不全、骨質疏鬆症、掉髮、發疹、心臟功能障礙、動脈硬化、病毒性肝炎、胃腸障礙等。

礦物質	作用	缺乏症
鋅	·肝臟、骨骼、皮膚、各臟器等廣泛的組織中都含有鋅 ·合成蛋白質 ·胰島素的成分 ·治療傷口	前列腺異常、發育不全、對感染症的抵抗力減退、味覺障礙、痛風、白血病、動脈硬化、癌症等。

資料來源:《水博士教你喝出自癒力不生病》,第 108-109 頁

　　而醫界已逐漸發現:一旦礦物質平衡被打破或匱乏,人體就無法維持恆定性,最終將會導致動脈硬化、貧血、高血壓等現代人的生活習慣病,和免疫系統破壞所造成的各種疾病,還有可能致癌。另外,礦物質失衡或匱乏,還可能導致成長期兒童發育不良。

　　此外,喝水也不單只是補充體液而已,因為喝好水還能夠改變體質。例如富含礦物質與微量元素而成的鹼性離子水,有助於平衡體內酸性毒素。而想要擁有健康的生活,每天必須適量補充這麼多的微量元素。但困難的是:以上必需元素的補充,除了種類之外,還需要考慮其存在的狀態,是否能夠有效地被身體所吸收?

　　舉例來說,一般飲水中的礦物質、微量元素是以離子形態存在,但離子周圍的水分子呈現對稱狀態,所以,可能不易為人體所吸收,而人體需要的礦物質與微量元素,則大多需從食物中攝取。

　　所以,假設要從飲用水中獲取人體所必須的礦物質與微量元素,除了形態之外,還必須考慮到「量」。因為水中的礦物質與微量元素的種類及濃度,會依水源的環境而改變;且同一水源,夏季和冬季,颱風前和颱風後不可能相同。

冷 笑話　美男子的心聲

今天，媽媽帶兒子去銀行辦事情，在櫃台座位等的時候，

旁邊有一位太太，看到兒子，有點誇張的誇讚兒子長得很帥。

辦完事情，我們走出銀行，兒子忽然問我：「你知道韓國有個叫什麼勇俊的嗎？」

找跟他說：「知道啊，他超帥的！」

兒子突然回答：「完了，帥沒有用，我發現只有阿婆們在說我帥，我會不會像勇俊一樣，只有阿婆們在愛！」

陳玲儀、廖紹遠　提供

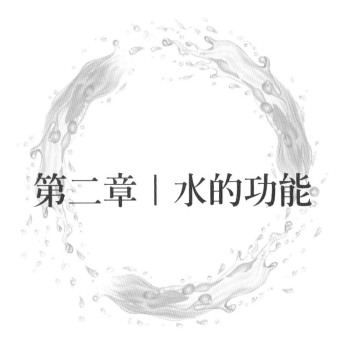

第二章｜水的功能

如果要用一句話，來總結水對人體的重要性，就是「水是最好的藥」。簡單來說，水之所以具有積極性「治療」的作用，就在於人體無處不充滿水、所有細胞及器官、組織無處不需要靠水，才能順利運作及新陳代謝。

這樣說吧，如果把身體比做汽車，水就是最重要的汽油、生質能源或電池。人體如果沒有水，就像沒了油的車子一樣，什麼功能都無法順利運作，更有可能造成生命的威脅。

中國古代人對水的認識，很早就有「水質與健康有關」的觀念。例如在古籍《盡數》中說：「輕水所，多禿與癭人。重水所，多尰與躄人。甘水所，多好與美人。辛水所，多疽與痤人。苦水所，多尪與傴人」。以上這段話說的，就是不同地區因水質不同，所患的病也不同。

💧 水就是「藥」

其中，輕水質地區的人，容易患禿瘡與癭病；而重水質地區的人，則易患腿腳疾患；水甘甜的地區使人美好；水質辛味的地區，人們則容易患癰疽痤瘡；水質苦的地區的人易患痺骨病。

關於以上古人的說法，也經由現代科學加以證實。因為，不同地區的水所含微量元素的成分不同，且量的多寡差異很大。而這些微量元素如鈣、鋅、碘等，在在都與人的健康甚至生命息息相關（請見第三章）。

古代人除了認為水與健康有關，甚至還把水當作治病的藥來使用。例如東漢醫聖張仲景在《傷寒雜病論》中，對不同的病、不同的藥方，應用不同的水煎煮，不同的水調製，取各種水的不同功效以增強藥效等。而被他列為輔助用藥的水，就至少有「甘瀾水」、「麻沸水」、「白飲」、「清漿水」、「泉水」、「漿水」、「馬通汁」等7種。

此外，明代藥聖李時珍在《本草綱目》中更具體地論述了水的藥用。《本草綱目》以「水部」為首，共有藥食水43種；分為天水、地水兩大類。其中的「天水」，就是雨水、雪水，也就是從地表蒸發到天上，經冷凝之後再掉下來的水，所以，它其實也是一種「蒸餾水」的概念。

💧 水的 8 大生理功能

但李時珍認為，不管雨水或雪水，經由宇宙的雷電及磁力等的加持，讓天水因為具有一定的「能量」而有治療的效果；至於地水，則是來自火山帶溫泉區，富含對人體有益功效礦物質的溫泉水。而以上的每一種水，李時珍都從其形態、性味、功效、毒副作用等方面進行詳細闡述。

　　事實上，水除了被古人「入藥」之外，現代人也不遑多讓。像是畢生致力於研究水對疾病治療作用的美國F.巴特曼醫學博士，發現了一個震驚世界的醫學祕密——許多慢性疾病的病僅因為身體缺水。

　　在巴特曼所寫的《水是最好的藥》、《水這樣喝可以治病》書中，更論述了不少人體缺水所致的疾病，並詳盡地分析了缺水對人體的危害，以及因缺水出現的各種病理變化及應對措施。

　　而在提到缺水與疾病間關係之前，我想先介紹一下水在人體中最重要的8大作用及生理功能。

　　美國醫學博士西蒙巴爾曾經說：「水可以作為強體劑、鎮靜劑、瀉劑、發汗劑、興奮劑和新陳代謝的促進劑。」但綜合醫界與科學家們的研究，水的作用包括：促進新陳代謝、血液循環、清醒、鎮靜、入眠、利尿、通便、調整體溫、解毒和稀釋等作用。關於水的8大生理功能，列舉如下：

一、利尿、利便

　　一般喝下肚的水會先隨著泌尿系統的循環，慢慢地產生尿液，接著再透過排尿的動作，將平日堆積在人體內的無用廢物、有毒物質排出體外。

　　此外，水也是最好的軟便劑。因為充沛的水分可以督促腸胃多多蠕動，顯著地改善排便困難的問題。事實上，無論是吸收養分，或是將不需要的物質排出體外，都需要靠「溶解力」強的水分來發揮作用。例如，血液將各種養分運送到身體各處，在此同時，也將不需要的廢物溶解掉，並運送到腎臟，

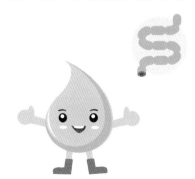

跟著尿液一起排出體外。可以這麼說，正是靠著水的這種「溶解力」，才能讓人體吸收養分、排出廢物。

二、發汗（調節體溫）

水在人體體溫的調節上，扮演相當重要的角色。人體的體溫之所以會穩定地維持在36.5℃到36.8℃之間，正是因為身體中有七成是由「容易儲熱」的水所構成。而在整個代謝過程中，身體所產生的多餘熱量，都是靠著體內的大量水分來吸收，以控制體溫不致於過高。

當天氣變冷時，人體會為了保溫而收縮血管、減少流到皮膚的血液量、讓毛細孔變細，以減少水分蒸發或排出，這也是一般人冬天不常流汗的原因；而當人運動導致體溫升高，或環境溫度過高時，微血管則會膨脹，將更多的熱經由血液或汗液循環到表層來散熱，以維持正常體溫。

三、催吐（解毒、稀釋）

水能稀釋體內的毒素，以緩和毒素的傷害。例如當鹽分攝取過多，或飲酒過量時，水就能發揮這種效果。

這也是為什麼喝了含酒精的飲料之後，人老是會想喝水的主要原因。因為，水可以稀釋酒分解出來的乙醛，降低血液中的酒精濃度，好讓身體感覺到舒緩、平衡。

而除了過多的鹽分或酒精外，水也具有排毒與活化細胞的功能，可將各類有毒物質如重金屬、化學物質、致病微生物等沖刷殆盡。當體內各類毒素都被順利排出之後，身體自然強壯、免疫力強大，而能防堵任何可能的致癌因子。

四、催眠（入眠、助眠）、鎮靜

慢慢地喝水，能將頭部的血液引導到胃部，達到有效舒緩波動或緊張情緒的效果。特別是在睡覺前，可以喝半杯水，讓集中在腦部的血液流向腹部。當大腦細胞放鬆之際，就更容易入睡。不過要特別提醒的是，水千萬別過量，以免半夜因為頻頻上廁所而中斷睡眠。

五、興奮（清醒）

當大腦缺氧、愛睏或注意力渙散的時候，只要一杯冰涼的水，便能適時帶來刺激感，讓萎靡不振的精神再次被提振起來。

六、促進新陳代謝

水是人體維持健康的重要物質，它且有極高的溶解力與流動性。人體各種生化反應都必須有水的參與，我們吃下的任何食物，最後都必須消化溶解成液狀之後，才能被運輸、吸收、代謝。

因此首先，人體攝入食物後的消化，主要靠消化器官分泌的消化液。日常飲食中，從咀嚼時的唾液，到進入胃腸後的胃液、膽汁、胰液、腸液等，這一切由消化器官所分泌的消化液，全都離不開水。一旦體內缺少了水，就無法順利將吃入體內的食物充分消化、分解及吸收。

其次，水是人體能量的主要來源，食物中的能量必須透過水的分解和輸送，才能被身體所吸收。我們的血液中有90%是水，負責人體最重要的循環運輸系統；而淋巴液中，有94%由水所構成，負責將淋巴球運送到全身各處，參與人體的免疫反應。

由於水是人體最重要的溶劑與載體，所以，各種無機鹽、有機化合

物、酶、荷爾蒙與營養素，都必須藉由水來溶解並運送到目的地；至於細胞運作後所產生的廢物、毒素、食物消化吸收後的殘渣，也是經由水的溶解而帶走，並藉由汗液、呼吸和大、小便而排出體外。

簡單來說，水不只是體內營養和代謝產物的溶劑，同時也將各種物質透過循環帶到各自的目的地。因此，水參與體內所有物質的新陳代謝。

正因為如果沒有水，則人體既無法吸收養分，又不能排出廢物，也不能調節體溫；沒有血液運行，身體內的各種生理活動便無法進行，細胞也無法存活。甚至，當生物缺水達一定程度，生命將隨之中止。所以，才有「萬物因水而生」的說法。

七、潤滑作用

水是不可或缺的潤滑液組成成分。不論是人體滋潤眼睛的淚液、口乾舌燥時的唾液等，主要都是由水所構成；至於充滿黏多醣蛋白，用來保護關節的關節潤滑液，也同樣包含了大量的水，可以減緩關節的磨損，保持運動的靈活性。

八、保護（黏合、修補、修復）作用

由於水具有「黏附」的功效，因此可以像膠水一樣，把固體溶質和細胞膜黏在一起，形成細胞膜，並在細胞周圍形成保護膜，降低在碰撞中傷到細胞的機會。此外，水也可預防DNA的損傷，也能夠讓DNA的修補機轉更有效率，以降低細胞內異常DNA的比例。

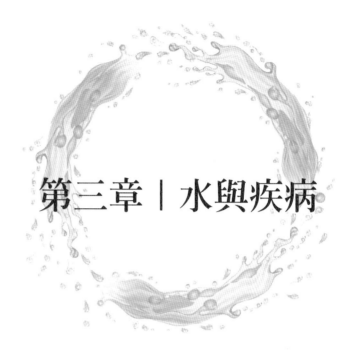

第三章｜水與疾病

對人類來說，水的重要性僅次於氧氣。從食物消化、養分輸送、血液循環、呼吸系統順暢，乃至於各器官的運作、排泄、體溫調節、生育、授精過程等，都與水息息相關、密不可分！所以可以這麼說，一旦身體缺水，就等於老化或疾病的開始。

事實上，除了水分攝取不足之外，身體無法調節水分也會導致身體乾燥。另外，不論是什麼原因造成，身體乾燥都是導致各種疾病的重要原因之一。

根據世界衛生組織的調查發現，人類疾病有80%都與「水」有關。例如傷寒、霍亂、胃腸炎、痢疾、傳染性肝病──人類的5大疾病，都是由於「水的不乾淨」所引起。

而除了飲水不潔所造成的傳染病，醫界也認為現代許多疾病，80%與水有關。這是因為當被汙染的食品和飲水進入人體後，就可能使人體罹患癌症或其他疾病。

💧 不適與疾病，都源自「脫水」

醫界也逐漸發現，現代人的許多身體不適與疾病，都來自於「脫水」這個原因。事實上，正因為人體是水做的（成年男性身體約有60%、女性約有55%是由水所組成），所以若身體無時無刻不在排水，便會造成身體的脫水。

身體每天為了維持正常的生理功能，會持續回收再利用約4萬杯的水。但水在代謝與循環過程中，會因為內、外在環境的不同，而短少約6-8杯的水。這也就是為什麼醫師告訴民眾：每天一定要喝6到8杯水的原因。

3-1　人的一生，都在經歷「流失水分」的過程！

人體有一半以上由水構成，但是水的含量依年齡而有不同。嬰兒體重有八成以上是水分，而成年人的水分含量則大約是體重的 60%，到了老年則減少至體重的 50%。

也就是說，無論是身體或腦部、組織或器官，其中的水分都會隨著年齡而逐漸流失。所以也可以這麼說，人的一生都在經歷「流失水分」的過程。那麼，身體有哪些器官在排水呢？

事實上，人體所有器官、組織內的水，隨時都在不斷地替換，並且藉由吸收水分和排出水分來維持身體的正常代謝功能。其中能將人體內的水分排出體外的主要器官是「腎臟」和「皮膚」，其次為肺、腸、淚腺、性腺等，也能排出少量的水分。

表 3-1　人體各器官排除水分的比例

器官	排水方式
腎臟	人體經過新陳代謝作用所產生的廢物，經過血液輸送至腎臟轉化成尿液排出體外，尿液需要充足的水分方能有效地將廢物排除，否則廢物會聚積體內，產生毒素，最後導致疾病。一般健康的成年人平均每日排尿量約為 1000-1500 毫升，而飲水量自然要高於排尿量方能有效將廢物徹底排出體外。
皮膚	炎熱的夏季，水分經汗腺由皮膚排出體外，這是一種正常的身體散熱功能。我們都知道，出汗愈多，排尿愈少，夏季更要經常補充水分，其作用除預防脫水之外，更為協助腎臟進行排泄功能。在不自覺的排汗保濕功能下，每日平均流失水分約 400-600 毫升。
肺	人體藉由肺部的呼吸作用幫助調節體溫所排出的水分，依體溫、濕度以及呼吸的次數而有所不同，一般成人每日大約有 250-350 毫升的水是經由肺部而排出體外。
腸道	人體經腸胃道消化吸收後所剩下的廢物，多半由腸道排出體外。成人正常的糞便中需含 70%-80% 的水分，否則會引起便秘的現象。成人經由糞便排出的水分，每天大約有 100-200 毫升。
各種消化液	人體內各種消化液包括：胃液、唾液、膽汁及腸液等，在正常狀況下，均能被腸壁吸收而不至於大量流失，因此排出體外的並不多。但若有某些異常因素，例如：腹瀉或腸炎等，使腸道無法進行「再吸收」的功能，則會導致身體有嚴重脫水的現象，此時除需多補充水分之外，可能還必須以靜脈注射法來補充水分。
其他器官	眼睛的淚腺所分泌的淚液、鼻黏膜分泌的鼻涕、性器官分泌的精液和潤滑液、孕母乳房分泌的乳汁及婦女生理期排出之經血或分泌物等，都是人體器官排出水分的管道。

資料來源：彙整自《好水好健康》，第 66-67 頁

　　但是，眼尖的讀者應該可以看到上一段中有一個重點——「水在代謝與循環過程中，會因為內、外在環境的不同而短少」，也就是說，以上每日必須補充的水量，只是一個概算值。假設讀者在炎熱的夏天進行戶外運動，流汗過多，只補充8杯水可能是不夠的。

　　更重要的是，當身體缺水時，不一定會發出「口渴」的訊號。有些時候，可能只是出現皮膚無彈性、便秘、腋下乾燥、口舌生瘡、皺紋、疲倦、飢餓等情形；嚴重的話，甚至會引發泌尿道感染、膀胱發炎、痛風等現象。

💧 人體有「乾渴管理機制」

　　千萬別忘了，人的腦部被85%的水給層層保護住。也就是說，除了氧氣外，水就是大腦發揮工作效率的重要燃料，也是腦部進行運作與訊息傳遞所需要的基本元素。撇開以上幾種常見與缺水有關的身體異常外，人體一旦缺水或脫水，還容易引發各部位的病症，如腦中風、心臟病、憂鬱症、痛風、感冒、失眠等，不可不慎。

　　那麼，什麼是「脫水」呢？在醫學上，「脫水」是指一種身體狀態，代表人體內水分和電解質（必要的身體鹽分）降低到一個危險的水準之下。其實，人體是一個非常精細的設計。早在人類的祖先——陸地生物離開水裡開始，經過數億年的演化，讓人類身體逐漸形成了儲水系統及乾渴的管理機制，有助於人體機能得以正常運作。

　　這裡所謂的「乾渴管理機制」是：當身體缺乏水分，或沒有水供應時，人體會先實行一種限制性的水分分配機制，讓不是最重要的「器官」或「組織」，把珍貴的水優先供給最重要的器官——大腦來使用。

脫水嚴重，會危及生命

這是因為大腦對於水分的需求，占了人體水分的18%到20%左右。當身體缺水（人類只要失去體內僅僅2%的水分，就會覺得口渴）時，人體的乾渴管理機制就會發出「缺水」的信號，讓人感到口渴。也就是當體內水分流失，例如尿量過多、失血、出汗、腹瀉、嘔吐等，會使得體內的血容量減少、血漿滲透壓升高。而這兩個因素都會刺激下視丘的口渴中樞，使我們產生「口渴」的感覺。

3-2　口乾舌燥就是身體缺水嗎？

一般人都以為，口乾舌燥代表火氣大、水喝得少，所以就猛灌開水。但事實上，嘴巴與舌頭覺得乾燥，不一定是水喝得太少的緣故。西醫認為，造成口乾舌燥的原因主要可以被分為 5 大類：

一、身體疾病：口乾舌燥時間太久，有可能表示某些潛在疾病已經在逐漸地成形，像是貧血、糖尿病、高血壓、中風、腮腺炎、阿茲海默症、帕金森氏症等。當然，也可能是因為鼻塞等鼻部疾病，導致用口呼吸所引發的口乾舌燥。

二、藥物影響：如果長期感到口乾舌燥，可以請醫師協助檢視自己的用藥狀況。包括抗焦慮、抗憂鬱、抗過敏、抗高血壓、癲癇用藥、止痛、感冒、減肥、氣喘、止瀉劑等藥物，都有可能引發口乾舌燥的問題。

三、脫水：身體如果大量流失水分，就會有口乾舌燥的現象產生，例如發燒、嘔吐、腹瀉、大量失血、大量流汗、燒燙傷等，都會引發口乾舌燥。這時就必須趕快補充體內流失的水分，同時也要減少水分再流失才行。

四、醫學治療：某些醫學治療可能引起嘴巴乾燥的問題，例如治療癌症的化療、放射線治療等。之所以會有這樣的感覺，主要是因為治療過程影響唾液腺分泌唾液，才會有口乾舌燥的現象產生。

五、生活習慣：很多時候，口乾舌燥與個人生活習慣也有所關聯。除了睡眠不足、熬夜、常喝酒、作息不穩定，或是生活上熱愛吃香、喝辣，飲食口味偏重鹹、抽菸與嚼檳榔等，都會影響到唾液腺分泌。

此外，處在生活緊張及強大的工作壓力下，身體也會因為內分泌失衡，發生唾液分泌減少的症狀。好在，這些由生活習慣所引起的口乾舌燥，只要調整作息及飲食等來預防，便可以改善這類的問題。

一般來說，當缺水的警報信號越來越強烈時，口渴的感覺也就會越明顯：口渴越厲害，代表身體對水的需求就越急迫。假設身體長期「缺水」，其後果便是身體的功能暫時關閉或休眠。最嚴重時，則可能導致某些器官的功能完全喪失，甚至有可能因此而喪命。

通常，人體只要失去6%的水分，身體調整水分的功能便會喪失，然後陷入脫水的狀態。假設脫水症狀繼續惡化下去，等到失去了10%的水分，人體就會完全陷入危機狀況。接著，如果失去超過20%的水分，那我們就無法存活了（請見下表3-2）。

表 3-2　3 種脫水程度下身體會出現的反應

脫水程度	出現情況
輕度	患者會有口渴、尿量減少的狀況出現。由於失水量僅在 5% 左右，故此時補充一點含有鹽分的水即可。而若是輕度且持續性脫水，則可能會導致氣喘、過敏、高血壓、便秘、第二型糖尿病和自體免疫疾病等慢性疾病。
中度	患者除了口渴、尿量減少，還有眼眶凹陷、口唇乾燥、皮膚鬆弛、脈搏加速和發燒的情形。由於失水量約為 10%，故此時最好找醫生處理。中度脫水時，可能產生胃灼熱、腸胃不適、下背疼痛、偏頭痛和心絞痛等感覺，而有這些現象出現時，一定要立刻就醫。
重度	患者會出現心跳加快、膚色慘白及發冷的現象，整個人幾近虛脫，由於失水量已達 15%，故必須緊急送醫，以免出現休克。

資料來源：《水的聖經》，第 143 頁

15 個「身體脫水」的徵兆

　　舉例來說，人體內的水含量如果占六成，換算成60公斤體重的人，體內約有40公斤的水。這時，一旦身體失去1公斤的水，人就會感覺口渴；若是失去3公斤的水，口渴的感覺就會達到難以忍受的程度；如果失去的水分達4公斤，就會出現脫水症狀；到達8公斤時，便會導致死亡。

　　所以，人從輕微的缺水，到最後嚴重脫水而喪命，身體會出現不同程度的反應及徵兆，提醒身體趕快找到水源、補足身體所欠缺的水分。而這個過程，可能是短時間的急性脫水表現，也可能會因為長時間慢性脫水，而衍生出各種急、慢性疾病。

3-3　人體急性脫水的表現:

一般來說,急性脫水的表現包括:

一、酸中毒:身體大量脫水後,體內也會流失大量的電解質,如鈉、鉀、鈣、鎂等,進而導致身體出現「酸中毒」的症狀。

二、營養不良:身體脫水既會引起食欲減退、不思飲食,且營養物質也會繼續透過排便排出體外,進而導致身體營養不良。

三、心肌炎:假設是由於病毒而引起的脫水,則有可能導致病毒性心肌炎。

四、身體代謝紊亂:這是當身體脫水後,無法從飲食中獲得營養,整個身體的運動能力下降,甚至喪失;另一方面,當體內的廢物無法及時排出體外,代謝自然也會出現紊亂。

五、心跳加快和血壓上升:脫水時,血液總量也會同步下降,造成心臟每次輸出的血液量下降;但為了滿足身體所需的正常血量及水分,血管會收縮。此時,心臟必須加快「工作」,進而導致心跳加快、血壓升高。

六、體溫升高:當肌肉運動、收縮時所產生的熱量無法透過水分散發出去時,自然會促使體溫升高。

那麼,讀者這時會問:假設身體「脫水」,就是許多疾病的根源,身體在不同脫水程度下,到底會出現什麼樣的徵兆呢?別懷疑,如果你出現以下徵兆,其實已經代表身體正在「脫水」!

一、頭暈

　　這是因為血液的94%都是水分，當體內水分不足時，血壓便會下降，而血壓下降時，進入大腦的血液量也會減少，使人產生腦缺血的症狀。就像缺氧一樣，大腦缺乏水分時，也會感到頭暈。這時，如果能適時補充水分，體內血液量增加，頭暈的狀況即可減輕。

二、頭痛

　　我們的大腦80%是水，而當身體缺水時，大腦的細胞組織也會缺水變得萎縮，進而引發疼痛。在此同時，當大腦血流變少、攜氧量不夠時，大腦的血管會擴張，進而導致腫脹、發炎，如此也會造成頭痛。所以可以這麼說，當出現頭沉、頭痛時，也就是身體發出的「缺水」預警信號。此時應立刻補水，將有助於頭痛症狀的改善。

三、消化不良或感覺飢餓

　　整個人體的消化、養分的運送及吸收，都需要水分。首先食物在水中溶解、粉碎並分散的過程叫做「水解」，光看名字就知道，這過程需要水；其次，將食物分解為最小單位的營養成分之後，也需要透過水再輸送到人體細胞；最後將營養成分轉換為能量的過程中，也需要水。因此，體內乾燥當然會造成消化不良。

　　此外，當身體脫水時，許多營養素無法被順利吸收，再加上肝臟因為缺水無法分解肝醣，為身體各器官或組織所利用，便會使我們想要多吃東西來補充能量。但要記得喔，餓肚子應該要補充的是白開水，而不是咖啡、茶、酒和碳酸飲料等工業飲料，更不是吃下肚會造成身體負擔的甜食

或垃圾食品！

四、便秘或腹部贅肉增多

　　這不用多說，一旦大腸內的水分不足，將會導致殘渣的移動速度減緩，進一步造成便秘。而當身體之內堆積了太多的宿便，小腹想要「不突出」都很困難。

　　至於「腹部贅肉」的增多，除了便秘因素所造成外，慢性便秘會造成身體循環障礙，使內臟脂肪堆積在腹部。而內臟脂肪堆積會使廢物排出變得更加困難，且又會反過來，造成循環障礙、堆積脂肪，形成惡性循環。所以，「小腹翁」及「小腹婆」最簡單消除腹部贅肉及改善便秘的做法，就是「喝水」及「多吃膳食纖維高的蔬菜水果」。

五、經常發熱和臉部潮紅

　　這是因為水分具有「調節體溫」的重要作用，一旦身體不能好好地調節體溫，也是突顯體內缺乏水分的一種預警信號。

　　至於為何會集中在臉部發熱和潮紅，是因為臉部是神經的受體中樞，集結了大量的神經末梢，而臉部神經末梢要發揮功能，也同時需要水分。且當水分供應不足時，大腦會使腦血管以適當的比例膨脹，所以，人的臉就會變紅。

　　當我們出現臉紅或發熱的情形時，也代表我們的身體正急需補水，此時，趕快喝一、兩杯水吧！

六、莫名疲勞

　　這原因其實很好解釋，當我們缺水時，身體自然會降低循環速率以儲存能量。血液循環會將氧氣運作到器官、肌肉，當循環減緩、氧氣量變少時，自然會覺得疲倦、精神不振。

七、記憶力變差、莫名煩躁、焦慮和憂鬱

　　此外，當體內缺水，新陳代謝所需的部分必需胺基酸就會一直處於匱乏狀態。如此一來，人體就會感到乏力、疲倦。

　　而身體脫水除了會感到疲倦及沒有力氣外，還會感到憂鬱或心煩、焦躁、發無明火等負面情緒，甚至還會出現記憶力變差的情形。這是因為要讓一個人保持耐心，就必須消耗大腦大量的能量。由於水是大腦能量的重要來源，一旦缺乏水分，就會讓大腦所儲存的能量不足，表現在情緒上就是注意力無法集中、急躁、心煩與焦慮。

　　此外，脫水會消耗體內大量的胺基酸，大腦便會表現出沮喪和灰心等負面情緒。所以，假設你感到莫名的煩躁和憂鬱時，不妨試試緩緩地喝兩、三杯水。透過這個方法，通常都可以恢復冷靜及平復心情。

　　至於「記憶力變差」，則是因為腦細胞中的水分缺乏時，首先會造成紅血球輸送的氧氣和養分供應不足，促使腦細胞功能下降。接著，腦細胞的再生能力和資訊傳達能力都會減弱，人的記憶力自然就會下降。

　　事實上，最新研究也發現，只要失去體重0.72%的水分，就會影響記憶。所以，還在怪自己頭腦太差、記憶力不如人嗎？多喝水，效果可能比吃補腦食物及藥物來得有效喔。

八、失眠

這原因很好解釋，晚上口渴會使人經常從睡夢中醒來，水分不足還會使體溫上升，人就會感到燥熱、無法熟睡，當然也就容易「失眠」。特別是老年人，由於負責睡眠的中樞神經比年輕人脆弱，更容易受到缺水的影響，所以會睡眠不佳或容易失眠。

事實上，充足的水分可以避免失眠，這是因為水能夠產生天然的睡眠有益物質 —— 褪黑激素，它是大腦松果體分泌的一種荷爾蒙，可有益睡眠生理時鐘的週期正常。

正因為失眠，所以必須借助白天的大量飲水及適當運動，來排泄體內有毒物質，或在睡前用溫水洗腳、泡澡等行為讓自己自然進入夢鄉，而不是一味的借助安眠藥。

九、關節僵硬、疼痛

關節疼痛是一種症狀，而所有風濕性關節炎、類風濕性關節炎、骨關節炎、尿酸性關節炎、關節型銀屑病，都有關節疼痛的症狀。

很多人以為氣候潮濕，是得到風濕性關節炎或關節疼痛的關鍵。但事實上，關節疼痛不但是「局部缺水」的信號，而且疼痛的真正原因，還是因為關節的軟骨表面缺水所致。

因為，所有的關節都被軟骨所包圍，而軟骨和關節又被關節囊中的滑液包裹著。關節囊的功用是：減少軟骨表面的磨擦。但當我們的身體乾燥時，由於關節囊中滑液不足，關節吸收衝擊力的能力就會減弱，因而就會出現疼痛的症狀。

特別是當關節囊中滑液減少時，水分與血液就會不易輸送至關節，

而軟骨也會變得乾硬，導致容易斷裂與撕裂。所以，當你下次出現關節僵硬、疼痛的症狀時，不妨試試「每天多喝點水」，也許僵硬及疼痛能夠緩解或改善。

十、唇眼乾澀、頻繁眨眼

當人體脫水時，自然會造成各種體液，像是唾液、淚液等的減少，而需要這些體液滋潤的嘴唇、眼睛等，就會變得很乾、不舒服而頻頻抿嘴唇或眨眼睛了。

當然，眼睛出現酸澀時，使用人工淚液、常洗臉和沖洗眼睛也有一定的幫助，只不過，如果能迅速喝一至兩杯水（每杯水約150毫升），相信能在短時間內獲得緩解，甚至消除這類不適的症狀。

十一、少或不流汗

我們運動時，體溫會自然升高，而流汗是一種幫助調控體溫的散熱機制。所以，一旦身體缺水、製造不出汗水時，就代表體溫調節機制「當機」的危險訊號。當這種現象持續，會讓身體過熱，並進一步導致中暑危機。為了避免中暑後的休克及致死風險，平時就要適時、適量的補充水分。

十二、身體散發不好的味道

這裡的「不好味道」，包括了從皮膚散發出的味道、口臭，以及濃重的尿液味道。皮膚就像一個篩子一樣，水分從毛孔流出的同時，也會帶走體內廢物。通常體內廢物都帶有難聞的氣味，而當體內水分不足時，相關廢物的濃度就會變高，氣味也就會更難聞。

其次在口臭方面，由於我們的唾液有很多抗菌成分在裡面，一旦身體缺水、唾液量減少，口腔自我清潔的作用降低，細菌就會開始大量繁殖與發酵，進一步引發口臭。所以，補足水分是預防和治療口臭及一些身體臭味的重要措施。

十三、心跳加快

當人長時間在炎熱的氣候下活動，且體內水分又不足時，心臟為了補償體內因缺水而血液減少的狀況，會跳動得比平常更快，進而使人產生心悸。所以，有時感到莫名的心悸，可能只需要補充一些水分，就能讓心跳緩和。

十四、皮膚鬆弛

這是因為身體越是缺水，皮膚的回彈力越差，進一步導致皮膚的皺紋遲遲無法消退。這個時候，記得透過「多喝水」增加皮膚的保濕力，皺紋及鬆弛的問題就能迎刃而解了。

十五、容易抽筋或手腳感覺麻痺或麻木

當我們運動流汗時，同時會帶走體內的電解質，尤其是鈉離子。在身體大量流失水分時，很多器官都會爭搶僅有的水分。通常，循環系統將優先獲得體內殘留的水分，而肌肉組織一般是排在「候補」的順位。一旦肌肉組織沒有足夠的水分、鈉離子，就會變得很敏感，進一步導致肌肉不自主地收縮，而出現痙攣或抽筋。

至於造成手腳麻木感覺的原因，主要是因為水是身體各細胞能量的

來源。有了水，大腦的指令才能透過神經正確傳導到相應的組織或器官；一旦缺水後，對神經信號的傳遞不順暢或受阻，人自然會感到「四肢麻木」。所以，當有這種感覺時，還是多喝杯水吧！

脫水，也會導致至少以下 16 種疾病

事實上醫界也早已證實，單單是身體的「缺水」，就會導致老化及各種疾病的產生。整體來說，人體脫水後會產生的疾病有以下幾種：

一、腸炎

是指腸黏膜發生急性或慢性的炎症。一般所說的腸炎，是包括胃、小腸和結腸炎症的總稱。通常，腸炎的主要症狀是腹瀉、腹痛、發燒和毒血症。

腸炎分為急性和慢性腸炎兩種：急性腸炎最主要的症狀就是「腹瀉」，而胃和十二指腸發炎或嚴重的小腸炎，則多半會引起嘔吐。但不論是腹瀉或嘔吐，常會引起身體脫水、電解質流失、鹼中毒（以嘔吐為主）或酸中毒（以腹瀉為主）。

醫界普遍認為，腸炎性疼痛的主要原因與身體缺水有關，早期的疼痛也是身體缺水的另一種信號。這是因為水是我們身體消化過程中，不能缺少的重要元素，食物的消化需要水的運輸和潤滑作用一起發生，才能使得消化的正常進行，而大腸則負責排泄水分的回收。一旦身體嚴重缺水時，大腸蠕動的速度就會減慢，腸道就會收縮，嚴重時就會疼痛。這個時候，可以喝下2-3杯水，尤其是在清晨的時候，對於緩解腸炎是很有作用的。

　　此外，腸道是人體重要的消化器官，其中生存有高達百兆的細菌。這些細菌有有害菌類，也有益生菌，但都必須在腸道裡維持某種比例的平衡，才有助於食物的消化、養分的吸收，以及分解部分食物殘渣。有些益生菌更需要腸道中維持一定比例的水分，才得以生存及生長。因此，當身體（腸道中）缺水、無法維持腸道內各種菌種的生態平衡時，自然容易影響消化及形成腸炎。

二、胃潰瘍、胃酸過多

　　儘管醫界認為，造成胃潰瘍的原因跟情緒及壓力密切相關，但也有可能是當事人原本的體質就容易分泌過多的胃酸。因此，當身體出現胃酸過多、胃潰瘍的問題時，透過鹼性離子水來中和胃酸，就是可能可以採取的好方法之一。

　　但值得注意的是，由於每個人胃的狀態不同，所以，一旦胃酸過少的時候，反而應該減少水分的攝取，以免胃酸進一步受到稀釋，而影響到正常的消化功能。

三、過敏性氣喘

　　別懷疑，一旦出現「呼吸不過來」的現象，其實是脫水的一個代表性徵兆。就以支氣管哮喘（簡稱哮喘）為例，它是一種慢性呼吸道的免疫性炎症，其特點是呼吸道可逆性狹窄並導致呼吸困難，而臨床表現則為：氣急、咳嗽、咳痰、呼吸困難、肺內可聽到哮鳴音，尤其是呼氣時哮鳴音更加明顯。

　　其發生的原因在於人在脫水時，體內的組織胺會大量增加。它會先

發出「乾渴」的訊號，並且開始分配有限的水。如果大量的組織胺進入肺部，將會使小支氣管出現痙攣與收縮。這樣的反應原本的目的，是在使身體保留因正常呼吸所蒸發的水分，但反應在身體上，就會形成過敏性的氣喘。因此，喝水可以說是一種「不用服藥」，且又自然、經濟、有效的「減緩氣喘」的方式。

　　總體來說，過敏性疾病當然必須透過全面性檢討生活習慣來改善。但是，充分攝取良好的飲用水，可以說是治療過敏性疾病時絕對不可或缺的重要關鍵。

四、高尿酸、痛風

　　痛風又稱「高尿酸血症」，它是人體內嘌呤物質之新陳代謝發生紊亂，當尿酸的合成增加或排出減少，便會造成高尿酸血症。血中尿酸濃度過高時，尿酸會以鈉鹽的形式沉積在關節、軟骨和腎臟中，引起組織異物炎性反應，就是所謂的「痛風」。

　　儘管痛風的患者出現體內「嘌呤」代謝的障礙，但事實上，「身體缺水」才是造成痛風的一大主因。這是因為痛風是遺傳因素、環境因素所引起的慢性病，目前醫界尚無法根治。一旦罹患了痛風，最重要的是平時就要注意飲食，對高嘌呤食物如動物內臟、魚肉類、胚芽類、肉汁、豆類不要過分攝取，並且要努力維持正常體重，避免肥胖常使血中尿酸增高外，就只能靠「多喝水」而加以控制。一般來說，每天喝3000毫升左右的水，將有助於尿酸鹽的排出，並避免痛風的持續發作。

五、高血壓

目前的醫界認爲，高血壓的病因有很多，例如家族性高血壓，一旦父母都有高血壓，則子女患高血壓的機率約爲80%；若父母其中一方有高血壓，則子女罹病的機率爲40%至50%。

此外，不良的飲食習慣（例如吃得太鹹）、肥胖（因心臟供血負擔增加）、抽菸、喝茶、咖啡、壓力大（咖啡因、尼古丁及壓力大，都會促進腎上腺素分泌，而腎上腺素有升高血壓、收縮血管的作用）。

但除了以上的原因外，許多人可能不知道，身體乾燥、缺水也會引發高血壓。這是因爲在乾燥的環境之下，身體循環系統爲了適應水分流失，會收縮血管，血壓自然就會暫時升高。且如果身體長期乾燥，收縮的血管則會逐漸變硬，進一步導致動脈硬化，最終發展成爲長期的高血壓現象。

正因爲高血壓的病因與脫水有關，多喝水就成了解除或降低高血壓的最基本對策。只不過，高血壓患者在喝水時，一定要留意「不能過甜，也不能過鹹」、「不要過多，也別過少」，以及「水不要過熱、過冷（因爲水溫太低，胃腸血管會受到很大的刺激，進而出現收縮現象，最終引起心腦血管收縮，造成心腦供血不足。水溫太熱，常會使得消化道黏膜受損外，還會加快血液循環，進而加重心臟負擔）」的補水重點。

六、高血脂

當中性脂肪和膽固醇等脂肪代謝異常，而造成血液中脂肪含量增加（例如血液中總膽固醇量超過240毫克／公升、中性脂肪超過200毫克／公升）的狀態，這就是

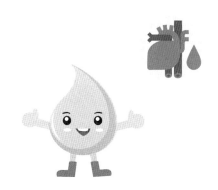

所謂的「高血脂症」。

　　儘管高血脂症患者平常不會出現特別典型的症狀，但是，血液中膽固醇或中性脂肪的增加，卻是誘發動脈硬化、高血壓、心血管疾病等的危險因子，所以，當事人同樣不能掉以輕心。

　　這是因為血管會隨年齡的增長而變細、失去彈性，假設已經變細的血管（動脈）又有過氧化脂或膽固醇附著時，就會引起動脈硬化。一旦血管阻塞越來越嚴重，就會造成循環障礙。如果再加上水分缺乏的話，血液就會更加黏稠，生成血栓的機率更大，產生心血管疾病的可能性就會倍增，若再更嚴重時，就會造成心肌梗塞或腦梗塞。

　　所以，假設要避免腦中風及心肌梗塞的發生，平日飲食儘量少吃油炸食物或肉類，多選擇能降低中性脂肪的食物（富含不飽和脂肪酸的深海魚類，以及富含脂溶性維生素即維生素E的松子、核桃等堅果類食品）就非常重要。此外，平時多喝水也能降低膽固醇濃度，減少吃油膩食物時吸收的膽固醇。

七、高血糖或糖尿病

　　我們的身體平常都是依靠碳水化合物的最小單位——葡萄糖來提供能量，胰島素能幫助身體使葡萄糖保持在適當的水準，而胰島素分泌不足或分泌過多，都會導致糖尿病。

　　而大腦主要的能量來源也是葡萄糖（85%的能量完全是由糖提供），如果身體長期處於「脫水」狀態時，會逼使大腦不得不更依賴葡萄糖，除當作其主要的能量來源外，還需要葡萄糖代謝作用轉化成水分。這也是為什麼人們在疲勞或壓力過大時愛吃甜食的原因，久而久之，就會導致人體含糖量過高。

糖尿病患者常有多尿、多飲和多食的三大典型症狀。因爲血糖濃度越高，尿量也就越多，糖分及水分需透過排尿持續排出體外，所以糖尿病患者常常會感到口渴，需要頻繁大量喝水的原因（血糖升高→尿糖出現→失水→血漿滲透壓升高→口渴→多飲）。但是，千萬不要因喝太多水必須常常排尿而刻意忍耐，反而應該要儘可能地多喝水，以避免身體持續乾燥。

因此，患有糖尿病的人，不論病情輕重或治療方式爲何，都應該搭配飲食控制（以蔬菜、水果、糙米、雜糧等鹼性食物，來取代魚、肉、蛋、奶、碳酸飲料等酸性食物），再加上以樂活的心情取代焦慮緊張的日常節奏，以規律運動取代久坐或懶得動，並且選擇對身體有益的健康好水，絕對會比單純依賴人工胰島素來控制血糖更有效。

八、心血管疾病、腦中風、心肌梗塞（心絞痛）

前面曾經提過，當血液中的水分流失，血液就會變得黏稠。一旦血液變黏稠，血液中的紅血球便會凝聚在一起，很容易形成血栓。而且，血液濃度升高，也容易產生高血壓和動脈硬化，久而久之就會演變成腦中風及心肌梗塞（出現心絞痛）等心血管疾病。

而且之前曾有英國的研究發現，以氣溫20℃爲標準，當氣溫在1-6小時內，每升高1℃，心臟病的發生風險就會升高1.9%，且會隨著時間的遞增，讓發生率逐漸下降。那麼，爲什麼人在夏天、氣溫忽然升高時，特別容易發生心臟病呢？

追根究底，除了「頻繁進出冷氣房，在溫度變化大、血管出現快速擴張及收縮的情況下，會刺激自律神經造成心跳加快或斑塊崩裂，增加心肌梗塞以及心律不整、心臟病發的風險」外，最大的關鍵就在於：夏季氣溫升高，人體流汗過多、容易造成脫水所惹的禍！

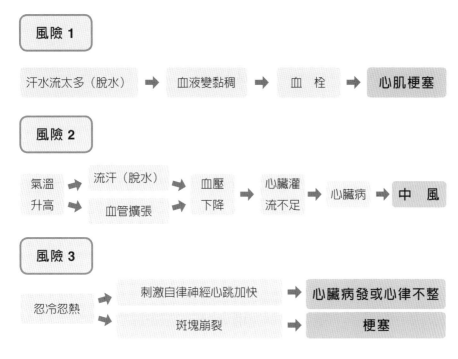

圖 3-1　夏天容易發生心臟病，都與身體「脫水」有關

資料來源：華人健康網（https://www.top1health.com/Article/54169）

　　因此，預防心血管疾病最簡單、最方便的方法，就是隨時隨地補充充足的好水。例如在運動前半小時喝一杯水，運動後口渴時，也要少量、多次喝水。更重要的是，定時飲水可預防心腦血管疾病的理由在於：水中含有礦物質鎂，而鎂對心臟病的發生有抑制的作用。

　　但要注意的是，對於心臟病的預防，可不是白天喝一杯水可以解決的，你同時需養成睡前一杯水、起床一杯水的習慣，這樣就能大大降低發生在凌晨的像心絞痛、心肌梗塞等疾病的機率。

　　這是因為心肌梗塞等疾病，是由於血液的黏稠度高而引起的。當人熟

睡時，因為出汗會導致體內的水分容易流失，而血液中的水分減少，血液的黏稠度便會變高。所以，能在睡前喝一杯水、起床後一杯水的話，可以減低血液的黏稠度，減少心臟病突發的危機。

九、更年期障礙、熱潮紅

正常情況下，隨著年齡增長，一般人對渴的感知能力便會逐漸下降，如果脫水的狀況持續，體內的荷爾蒙就會不平衡。以女性來說，荷爾蒙失調會使得停經後的各類症狀更加明顯或惡化，尤其以熱潮紅最為明顯。

然而，熱和多汗會進一步加劇身體的乾燥，使原本已經乾燥的身體更加的乾燥，如此會導致大腦血液循環障礙，使分泌生長激素的腦下垂體功能衰退、加速老化，更年期障礙的問題更加地惡性循環。

因此可以這麼說，治療更年期障礙所遇到的熱潮紅等問題，最自然的方法還是「喝水」。當然，脫水時也會連帶缺乏維生素B_6及鋅，所以在補充水分之外，適量地補充維生素B_6（每天約100毫克），也能有效減輕經前症候群與熱潮紅的問題。

當然，要徹底解決更年期熱潮紅等困擾，更重要的一點就是飲食，因為大豆和石榴等食物中富含屬於植物性雌性激素之一的異黃酮素，多吃這類食物將有助於延緩老化。

十、腎臟病、水腫

腎臟病變的種類繁多，而在國人十大死因中，與腎臟有關的就占了兩個——糖尿病與慢性腎臟病。但它最可怕的地方在於：早期沒有明顯症狀，通常發現的時候腎已經病得不輕了。

　　舉例來說，水腫雖是腎臟病患常見的症狀之一，但當病人出現水腫時，多半疾病已經進行了很長的一段時期。除此之外，腎臟病人也可能出現如食慾不振、倦怠、失眠、頭暈目眩等症狀，但由於這些症狀並不是腎臟病人所獨有，很難讓腎臟病患「早發現、早治療」。一旦慢性腎功能障礙（統稱慢性腎衰竭）被診斷及確定，情況只可能更加惡化，而沒有痊癒的機會，必須透過飲食控制病情；嚴重的話要長期洗腎或換腎。

　　所以，為了避免最終走上長期洗腎或苦等換腎的結果，平日就得好好善待及保養這座人體最大的淨水場。其中最重要的「撇步」，就是「用喝水來照顧腎臟」！因為，腎臟是體內主掌排毒的極重要器官，大部分的藥物、毒素（以水溶性為主）都須經由腎臟來排泄。

　　一旦飲水量不足，腎臟製造尿液的過程中因為毒性的濃度太高，就容易對腎臟造成傷害；假設補充的水分充沛，便可以發揮沖淡腎中毒的作用，多分擔一些腎臟的負擔。再來，就是喝標準無汙染的水，絕對不要喝來路不明的井水或河水，控制血壓、別亂服用來路不明的成藥，並且最好每半年做一次腎功能檢查。

十一、泌尿道感染

　　正常情況下，排尿時會將尿道及膀胱中的細菌給沖刷掉；但如果排尿少，細菌恐會滯留並不斷繁殖，進一步造成泌尿道感染。

　　所謂的泌尿道感染，是指「上泌尿道（腎臟、輸尿管）」，以及「下泌尿道（膀胱、尿道及攝護腺）」因微生物存在而引起的感染，可能是細菌、黴菌、病毒或其他少見的微生物，常見者有大腸桿菌。

　　當一般人出現下腹部不適、尿道口有異常分泌物、排尿困難、排尿時有燒灼感或疼痛、頻尿、尿急、下背部疼痛、血尿、濁尿、寒顫、嘔吐、

腰痛等症狀，就要懷疑是否與泌尿道感染有關。

至於預防泌尿道感染及發炎的方法，除了避免穿著緊身或不透氣的褲子、加強個人衛生習慣等方法外，最根本有效的方法就是：養成良好的喝水習慣（每日補充水分約2000-2500毫升），以便增加排尿次數與排尿量。

十二、結石

曾有媒體報載，臺灣結石患者的年齡有逐年下降的趨勢。過去，這種好發於中老年人的疾病，如今開始往年輕族群蔓延。最年輕的病例，則是一位6歲男童被發現有泌尿道結石。

事實上，除去天生的生理結構問題外，年輕人愛吃大魚大肉等酸性食物、不吃早餐、愛坐冷氣房、習慣憋尿，都是導致結石病例逐漸年輕化的主要原因。但以上歸根究底，都不如「喝水少而偏好飲料」這一項。

因為如果多喝水、多排尿的話，就很難讓結石有沉積的機會。例如美國有項調查的結果顯示，如每天喝上4到5杯水，罹患腎結石的風險就可以降低為不怎麼喝水的人的一半。因此，預防結石最有效的方法便是喝水了。

3-4 想要預防腎結石，只要多喝水就行嗎？

一般來說，水喝得太少確實容易誘發腎結石，但是，由於每個人的體質不同，想要預防腎結石，每日喝水量並非是一致性的 2000 毫升。也就是說，最好依照個人體重來估算每日適當的飲水量。

但值得注意的是，比起飲水量，更重要的是「排尿量」。假設一個人的排尿太少，可能會造成尿液濃縮、尿液中的礦物質濃度過高，進而導致礦物質結晶和腎結石發作的機率比一般人更高。至於「正常排尿量」的計算，主要得視不同人及尿色而定（以上喝水的方法，請見第四章）。

3-5 預防腎結石，鹼性水比白開水更好？

這恐怕是一般民眾的誤解，因為不論是鹼性水或電解水，雖然 pH 值偏鹼性，但身體本身就有自我調節的功能，並不會因為把鹼性水喝下肚，就改變原本的體質或鹼化尿液。所以，民眾想要預防腎結石，只要多喝一般的健康好水就好，至於富含多種礦物質的礦泉水，喝多了還可能有「鈣太多」的疑慮，也不建議將其當作日常飲用水。

十三、骨質疏鬆

　　骨質疏鬆症可說是全球第二大重要流行病，而根據中華民國骨質疏鬆症學會的調查報告，2005至2008年50歲以上男、女骨鬆症盛行率，分別是23.9%與38.3%；另外按健保署的住院資料，50歲以上男性每年髖部骨折案例，由1999年的3551例增加到2010年8616例；女性則由6096例增至1萬3893例；且預估臺灣50歲以上人口，將在2025年達到42%。若把人口高齡化因素考量進去，到時候每4人就會有1人成為骨鬆的「高危族」，顯見臺灣人骨質疏鬆的毛病愈來愈嚴重。

　　一般人都認為，骨骼就只是鈣質的集合體，但實際上，骨骼除了鈣之外，還同時由鈉、鎂、磷等多種礦物質和水分構成。簡單來說，骨質疏鬆症的成因，就是缺乏礦物質和水分而導致骨質密度降低。

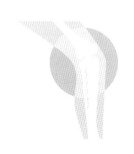

　　在這樣的成因之下，要能徹底防治骨質疏鬆症的關鍵，就在於「保持營養均衡」、「水分充足」，以及「透過適當的運動」來增進骨質、預防骨質疏鬆。而從補鈣的效果上來看，海藻類比動物性食物更值得推薦。這是因為人體很難直接吸收鈣，而海藻中的鈣質不但易溶於水，食用時又能同時攝入水和鈣質，更有利於人體同時吸收鈣質與水分。

十四、老年癡呆、失智

　　依照世界衛生組織統計資料顯示，全球每3秒鐘就新增一名失智症患者。目前全球失智症人口約有4680萬人，預估到了2025年，罹患失智的人

數將高達1億3150萬人。

根據臺灣失智症協會的推估，2016年臺灣失智症人口已經超過26萬人，大約每100人就有1人罹患失智症；到了2041年時，將會增加到近67萬人，差不多是每100人就有3人罹患失智症；估計到2061年，罹患失智症者將超過85萬人，也就是大約每100人就有近5人為失智症所苦。

而一旦罹患失智症，不僅當事人倍感痛苦，一旦失智程度達到中、重度之後，還可能因為當事人無法自行照料日常生活，讓照顧的家人也倍感辛苦。所以，不論是國內、外政府，都希望努力預防民眾罹患失智的風險。

當然，造成失智症的原因相當多元，但已有醫界發現：失智症的發生或許真的跟「身體脫水」脫不了關係。這是由於人腦約有80%是由水所構成。因此，就算只缺少一點點水，腦部就會立刻無法正常運作。別懷疑，人類的腦部組織結構真的就是這麼「無法承受一丁點水不足」。

由於老年人體內的水分容易流失，細胞內的水分含量減少，因此，老年人更需要喝水。但是傷腦筋的地方在於，人一旦上了年紀，喉嚨對於乾渴的感覺也變得遲鈍，所以很容易忘了補充水分。

更糟糕的是，人體的總水分含量只要減少1%或2%，意識水準就會降低，並使頭腦處於呆滯狀態，換言之就是認知能力下降。

失智症的日文是「認知症」。所謂的認知，指的是人們認識、知道存在於周遭的對象，並且理解它們是什麼，進而判斷該怎麼做才好的過程。

因為水分子團理論而為人所熟知的「生命之水研究所」的松下和弘先生，更提出了電解離子水對癡呆症或酒精依賴症有效的假設。他將這些人的腦組織用MRI（核磁共振攝影）來觀察，發現其中的水分有減少、萎縮的現象。也就是說，在腦中缺少了滋潤腦組織（細胞）的水分。因此，要

避免腦組織中的水分減少，或是在減少後立刻補充水分，這樣就不易罹患癡呆症，亦即這麼做的話，或許就能防止癡呆症的發生。

十五、癌症

　　長期位居臺灣人十大死因排行第一名的癌症（惡性腫瘤），除了遺傳與其他醫學上已知的成因外，還有一種說法是因為「長期脫水」，所造成的「生理性多重系統功能障礙」。

　　舉例來說，像是細胞核中的DNA受損、細胞內DNA的修復功能受損或完全喪失、荷爾蒙控制系統失調、免疫功能受到抑制等，由於脫水改變了體內的反應、身體的處理能力與交互過程，而改變後所產生的化學反應，慢慢呈現出疼痛與疾病的具體結果。從這個角度來看，假設罹患癌症與缺水密切相關，一般人如果想遠離癌症，最釜底抽薪的方法就是「多喝好水」。

十六、感冒、免疫力低下

　　每當季節變換、冷熱交替之際，最容易罹患傷風感冒。因此，臺灣每逢11月至隔年的1、2月間，是流行性感冒最盛行的時節。這段時間各大醫院的門診人數也比以往要多。

　　感冒是由濾過性病毒所引起的上呼吸道感染，其潛伏期通常是1-3天。罹患感冒的人通常最先出現喉嚨不舒服的感覺，接著出現以下的症狀，包括：流鼻水、鼻塞、打噴嚏、咳嗽、聲音沙啞、發燒、疲倦、頭痛、腹瀉等。所有症狀差不多在第3-4天時達到高峰，若沒有併發症的話，一般5-10天就會痊癒。

　　感冒各有不同的表現，是因為引起感冒的病毒至少有100多種，再加

上人對病毒的反應不一，外顯的症狀自然也有差別。

例如常會伴隨著食欲減退、倦怠、渾身痠痛等症狀，以上這些不適的症狀都必須等體內的抗體恢復元氣，並把病毒殲滅之後才會消失。

由於感冒是由病毒所引起，截至目前爲止，尚未發現可以殺死感冒病毒的藥，醫師只能就個別病患的症狀著手，開藥使症狀減輕，讓病患舒服一點。例如頭痛、發燒就開解熱鎮痛劑；喉嚨痛、發炎則開消炎消腫藥劑；打噴嚏、流鼻水就用抗組織胺類藥劑或鼻噴劑緩解；咳嗽則開咳嗽糖漿或止咳藥劑。正因爲感冒沒有特效藥，因此醫師都只能建議感冒的病人「多喝水」。

因爲多喝開水，不但可以增加人體的代謝及排毒能力，也能同時將殘留在體內的熱能，隨著血液與尿液排放出去；此外，水分可以減低呼吸道分泌物的黏稠度，讓喉嚨與氣管感覺舒服一些。

由於疲勞和體力下降，也是容易感冒的原因之一，假設要預防感冒，多喝水可能有效。因爲英國科學家已經證實，每天喝2000毫升水的人，其免疫系統會比一般人強60%，其原因就在於：水可以使骨髓中免疫系統的工作能力增強。

事實上，由於豐富的水量是人體新陳代謝的最大保障，因此，「喝水」便能維持人類身體的健康，從而增強免疫力。所以專家也都建議，成人每天攝取大約2000-2500毫升的水是最適合的選擇。

缺水會讓人既醜又胖

　　缺水，不但會讓人出現各種不適與疾病，也同時影響一個人的美麗。而跟「美麗」有關的，其一是「皮膚」，其二則是「身材（肥胖）」。關於美麗，除了先天五官是否長得端正，或是否呈現黃金比例之外，後天美醜的判定，主要視當事人「皮膚狀態的好壞」，以及「身材比例是否勻稱」的狀態而定。

　　皮膚科與整形科醫師應該都會同意，人體水分不足不但容易顯老，缺水的皮膚看起來也會乾燥無光澤、粗糙、暗沉等；不僅氣色不佳，進而也會影響彩妝效果。

　　其次，一旦水量攝取不夠，腸胃蠕動漸趨緩慢，排便就會不順暢，使得體內「堆積物」變多，惡性循環之下，體內堆滿了宿便就會讓追求健美的男女，失去穠纖合度的好身材。

　　一般男性體內的水分約占65%，而女性體內水分則占70%左右。由於女性體內的水分含量多於男性，因此女性的肌膚比男性細嫩而有光澤。只不過，現代女性大多因為工作上的關係與不便，而不敢喝太多，致使皮膚粗糙，出現黑斑、雀斑，並失去光澤。

　　皮膚是人體面積最大的器官，含水量約占體重的20%。一旦表皮含水量低於10%，皮膚就偏向乾燥。這是因為當身體缺水時，皮膚是最快被「停止供水」的部位；而人體是透過皮膚的排汗來調節體溫，一旦身體缺水，保留在皮膚細胞的水分就會耗盡，皮膚的微血管就會因為缺水而循環變差，變得乾燥沒有光澤。

肌膚少喝水，問題樣樣來

　　此外，當皮膚的角質層失去水分及油脂時，細胞間的聚合能力會增加，形成角質的堆積，在無法正常脫落的情況下，容易在臉部、四肢及軀幹等處出現乾燥、紅癢、緊繃、粗糙、脫皮、龜裂、破皮等症狀，嚴重時可能併發魚鱗癬、冬季癢、冬季性濕疹或富貴手等疾病。

　　皮膚會出現皺紋、乾燥等問題，可能是少喝水所致，但有時候，強烈的陽光也會提高皮膚溫度，並奪取其中的水分，除了增加皺紋之外，還會因為被陽光照射，紫外線啟動了皮膚中的活性氧。在活性氧的刺激下，皮膚中的黑色素便會增加並沉澱，最後就形成了「色斑」。

　　儘管人體皮膚細胞內的水分有一部分是由肌膚表面吸收，但從皮膚內層的滋潤吸收才是最主要的管道。因此，想要讓膚質水嫩、吹彈可破的美眉們，藉由多喝水、由內而外地補充水分才是最正確的方法。可以這麼說，唯有水，才是真正的天然美容品，而且，它比任何保養品都便宜。

冷 笑話　美心月餅來了

今天早上爸爸跟兒子說：「兒子你知道中秋節為什麼要放假嗎？」
兒子回答：「我知道啊！媽媽有跟我說美心月餅的故事，去學校，老師又講一次美心月餅的故事。」
原來中秋節等於美心月餅，哈哈！

陳玲儀、廖紹遠　提供

Tips

保持肌膚水嫩的三大關鍵

重點一、補水：為肌膚增加水分，減少乾燥不適感。假設要使用礦泉水補水，需要每隔 1-2 小時就補水一次。

重點二、保濕：為肌膚提供充足的水分及滋潤，讓肌膚能在較長時間內，富有彈性和活力。

重點三、鎖水：將水分子緊緊凝聚在真皮細胞中，使肌膚水分不因溫度、濕度的變化而蒸發或流失。

　　至於年輕美眉們最在意的青春痘問題，其產生的原因包括便秘、雌性激素減少、雄性激素增加、壓力過大、錯誤的護膚方式以及免疫力低下等。但事實上，當皮膚缺水、乾燥時，皮脂腺的分泌會變得更旺盛，也會導致皮膚長青春痘。這是因為皮膚缺水時，新陳代謝會減緩，廢物排泄和營養供應也都會跟著減少，進一步造成免疫力下降、細菌活動活躍，使青春痘問題更加嚴重。

　　儘管抗生素可以用來治療青春痘，但如果長期服用抗生素，會使身體產生抗藥性，妨礙其他疾病的治療。因此，平時充分補水，避免過於頻繁使用洗面乳讓肌膚變乾、反使皮脂腺更為活躍才是正道。

把「渴」當「餓」，小心身體越補越胖

雖然每個人都有一個機制，可以讓身體缺水時，發出「口渴」的訊息，以便適時的「補水」。但有時候，身體即使乾燥也感覺不到口渴，或者把口渴誤認成飢餓，這是因爲飢餓和口渴都是與「吃」有關的感覺，再加上兩者的感覺器官也相同，所以非常容易混淆。

當身體乾燥或飢餓時，在攝入水分和食物之前，身體的必要功能都會處於被抑制的狀態。既然同樣都是在「大腦能量缺乏」的狀態下所產生的口渴感與飢餓感，有些人就常把口渴誤認爲是飢餓，用吃東西來代替喝水，並且進一步導致肥胖。因爲每次當大腦需要水分時，我們都去找東西吃，攝取多餘的能量就會累積在身體中使人長胖。

也許讀者會問：在口渴時吃東西，爲什麼也能夠解渴？這是因爲人體吸收食物中水分的同時，也透過食物向大腦提供能量。一旦大腦獲得水分和能量之後，就能得到暫時的滿足。

然而，由於我們所吃的食物只有20%被提供給大腦，剩下的80%都流向了包含脂肪細胞在內的其他組織。如此一來，怎麼可能不發胖呢？

且更重要的是，美國一位專門研究肥胖疾病的專家就曾指出：在缺水狀態下，身體各部位器官爲了保留自身對水的需求量，以滿足工作時的運轉，而會自發性地保留水分。也就是說，這樣反而會使身體多積蓄一部分水做爲補償，進而更增加了體重。在此同時，這種情況還會使身體的新陳代謝發生紊亂，導致嚴重的後果。

喝對水，順利減重沒煩惱

　　所以，在此想再次提醒正努力減肥的人：正確且勤喝水，再配合規律及適當的運動與飲食（避免暴飲暴食，三餐不定時不定量），才能提早達成心願與目標。

　　這裡提供一個小撇步是：在飯前喝水，而且是在飯前30分鐘，不是開飯前一秒才喝水。飯後最好每隔2個半小時喝2杯水。這樣身體就能區分口渴感和飢餓感，只在需要的時間點進食。

　　其原理是：一杯水能在一個半小時到兩小時的時間裡刺激交感神經，而交感神經所分泌的腎上腺素，能夠調節溶解脂肪的脂解酶之活動。也就是說，喝水能刺激交感神經分泌腎上腺素，而脂解酶對腎上腺素等身體活動激素又非常敏感。所以，在脂解酶的作用下，體內儲存的脂肪就會逐漸減少。

　　事實上，「喝水減肥」是經過科學證實的。例如德國營養研究所的博休曼（Michael Boschmann）博士率領的研究團隊，就挑選了14名身體健康並擁有標準體重的男女為對象，來進行實驗及觀察他們飲用0.5公升的水之後，能量的代謝出現了什麼樣的變化？

　　結果不分男女，飲水後的熱量消耗都高出了30%，而且效果在10到40分鐘後達到了頂點。也就是說，只是喝水，毫無疑問便可以增加熱量的消耗，而被消耗的脂肪量也會增加。假設人每天飲用1.5公升的水，消耗的熱量就可以達到約1萬7400大卡，這相當於約2.4公斤的脂肪組織能量。

Tips

想要順利減肥，請你跟我這樣做！

　　《肥胖（Obesity）》期刊曾有一篇研究指出，肥胖者餐前 30 分鐘喝 500 毫升的水，會比不喝水的對照組多減 1.2 公斤。維吉尼亞理工學院研究也發現，肥胖者吃低卡飲食，再加上每天三餐餐前半小時喝水 500 毫升，三個月後最多可減下 2 公斤，且能長期維持；但是，如果沒有同時搭配低熱量飲食，其實也看不出減重的效果。

　　因此，要想減肥，一定要徹底遵守以下 3 大重點：

　　一、飲食：首先，儘量不要吃太油或太鹹，因為過於油膩的食物，熱量一定會破表；而如果菜餚太鹹，則會讓人吃下更多的米飯，熱量超過。減重者應該攝取足夠的蛋白質和蔬菜，且進食過程要慢慢咀嚼，絕對禁止狼吞虎嚥。

　　此外，規律的飲食也很重要，一日三餐一定要按時吃，暴飲暴食反而更容易使人發胖。如果時間允許的話，少量多餐能趕走飢餓感，也能避免在減肥期間吃零食和暴飲暴食。

　　二、運動：最好是每天規律地進行運動，讓身體正常消耗吃進體內過多的熱量，才能避免因為攝入熱量太高，最後身體將其轉換成脂肪，並儲存在體內。

　　三、喝水：由於減重期間，卡路里的控制相當重要，因此，熱量不少的奶製品或深受歡迎的珍珠奶茶、泡沫紅茶等飲品，全都必須忌口。這時候，白開水才是減肥的最好替代方案。

一般常人每天需補充 8 大杯水，相當於 2000-2500 毫升左右；至於有減重需求者，則建議每天最少要喝 3000-3500 毫升的水，而且儘量集中在白天喝完。

此外，3000-3500 毫升的水並不是要一次就喝光，而是平均每小時喝個 300 毫升左右，讓水分持續在身體裡流動代謝廢物，才能達到身體的「收支平衡」，並協助體內脂肪的燃燒。

不過要注意的是，喝水雖有助減肥，但如果喝錯了方法，可就適得其反。以下提供幾個減重的黃金喝水良機予大家參考：

一、早起一杯水，暖胃兼清腸：既然早餐是一天中相當重要的一餐，那麼，早餐前的那杯水也同樣的重要。起床先喝一大杯溫開水，除了有助產生便意，也同時可將大腸「徹底大掃除」一番。如此一來，就能遠離「大腹翁」與「小腹婆」的行列！

二、餐前一杯水，吃的少一點：餐前先喝杯溫開水，可以降低飢餓感，餐中進食量也會跟著減少。另外，還能補充此時身體所需要的水分，加速體內新陳代謝，自然就不易發福嘍！

三、拒喝下午茶，減重超有感：下午茶點心與小甜食暗藏的熱量可是相當高的。所以，如果想要順利甩肉，最好捨棄享受下午茶的「奢侈」習慣。

當然，喝水減肥也是有禁忌的，例如本身患有某些特殊疾病，需要注意水量的控制，最好在執行前先詢問一下醫師的意見。而有喝水減肥禁忌的人，主要有以下 2 種：

一、心、腎功能有問題的人：心臟衰竭或腎臟病患自身的排水功能欠佳，長期補水太多易導致病情惡化。因此，有這兩種疾病的人，該喝多少水量，一定要遵循醫師的指示。

　　二、癌症病患：如果飲用過量的水，可能引發肺水腫、心肺衰竭等水中毒現象。

　　除此之外，想要喝水減肥成功，也必須視個人喝水習慣、體重、身體狀況決定適切的水量。隨便狂飲過量，就有可能引發水中毒。例如原來水喝得少的人，剛開始增加飲水的量時，腎臟可能會因為不習慣，而出現頻頻上廁所的情形，這需要時間慢慢調整。

　　總而言之，各人體質不同，對於喝水減重的適應性也不一樣，一般人最好請專業醫師做事前的評估。

笑話　愛搗蛋的 buibui

晚上，媽媽跟姊姊說：「buibui（兒子）好像在客廳搗蛋，你趕快把他抱進來。」

突然間姊姊冷冷的跟我說了一句：

「自己的兒子自己教！」

「自己的兒子自己教！」

「自己的兒子自己教！」

喔，好吧！自己的兒子自己教吧！

陳玲儀、廖惟妍　提供

Tips

飯前喝水有助減重，那飯後喝水好嗎？

關於這個問題的答案，我的回答是：飽餐一頓後立刻喝水絕對是必須改掉的壞習慣。

前面曾經提到，餐前喝水不但「養生」，還具有一定的「減重」效果。但我們出外用餐時，店家總是在出完前菜、主餐、小點心後，才送上附餐飲料、甜點或冰品。但是從醫學的角度來看，餐後立刻喝水、喝飲料都是錯誤的飲食壞習慣，會影響我們的腸胃道健康。

事實上，飽餐之後的十大禁忌包括：大量喝水或茶、喝汽水、吃水果、抽菸、排便、看書、睡覺、唱歌、洗澡、運動或泡溫泉。

其中，飯後大量喝水就排第一位。這是因為茶和水都會稀釋胃液、減弱消化功能，長期下來容易有消化不良、胃痛、胃發炎的病況發生。所以，特別是有胃灼熱毛病的人，更務必謹記飯後約 2 到 3 小時才飲水的戒律，而且過程中最好每隔 20-30 分鐘才小口喝水。且除了飽餐後不能大量喝水外，吃冰更是不健康。因為，冰品會使胃部擴張的血管收縮、減少血流，影響消化系統的正常運轉。

如果餐後覺得口渴，最好的方式是：餐後先讓胃、腸休息 30 分鐘後再喝水（當然，不同類型食物的餐後飲水原則也有不同。吃完水果或蔬菜後，最少 30 分鐘過後再喝水；如果是澱粉類食物，則最好等 1 至 2 個小時；至於高蛋白食物，則是吃下後 2 小時再喝水為原則），而攝取的水量最好不超過 300 毫升，如此才不會影響健康。

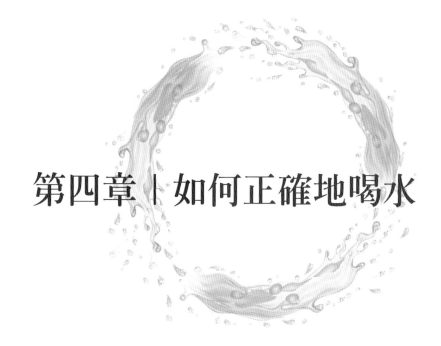

第四章｜如何正確地喝水

雖然水不是藥，但現在許多醫生都大力推廣「沒事多喝水」的重要性，甚至如果能喝好水、喝對水，還能有預防及治療疾病的效果。事實上，「水能治病」的說法，也不是完全沒有科學根據。

假設「生病」就是來自於體內堆積了太多「髒東西」所導致的結果，那麼只要常常用「水」清除掉體內的這些髒東西，不就能避免生病，或是透過「自癒力」讓身體康復嗎？

特別是根據美國醫學博士西蒙巴爾的說法：「雖然水有藥效，但它和藥劑不同，完全沒有副作用，這一點是水特有的長處」。既然水與各種疾病脫不了關係，且又是「沒有副作用」的藥物，那麼想要健康的人，又該如何正確飲水，以達到預防疾病、「治未病（也就是在疾病尚未出現之前，就做好身體的健康管理，以避免疾病的發生，類似醫界所談的「預防醫學」概念）」的效果呢？建議讀者採取以下幾個方法：

正確喝水 7 大方法

從古到今，延年益壽的「關鍵」就在於生活的習慣。由於水分占人體比重高達七成左右，因此可以這麼說，讓身體回春的「靈藥」就在於水。當然，有喝水總比沒喝好，但想要延長壽命，還必須留意挑選好水、正確地喝水，並適量地飲用才行。

除了少數需要限制飲水量的腎臟病、心臟病以及肝病等患者之外，多半仍會建議及鼓勵民眾多喝水，且平均每人每天最好要飲用2500毫升的水。

但是，喝水這動作看似簡單，但其中卻暗藏不少「眉角」與「規矩」。假設只是散漫或毫無章法的喝水習慣，對我們的健康都會大打折扣！以下，將幫讀者歸納整理出喝水有哪些技巧？喝多少？什麼時候該喝或不該喝？什麼情況能喝與不能喝？等問題的解答！讓我們一起喝好水、變健康！而所謂的「正確喝水大法」，總共有以下幾項：

一、注意攝取適當的水量

每個人一天之內的水分攝取量，必須要能夠填補人體各部位、器官所耗損的水。據初步的統計，成人每天透過大、小便排出的水分為1.6公升、透過汗液排出的水分是0.6公升、透過呼吸排出的水蒸氣約為0.4公升，這樣總共加起來就是2.6公升；而我們每天透過蔬菜和水果攝入的水分，差不多有1公升左右，因此，成年人每天至少還要再喝1.6公升的水才夠。

4-1 「多喝水」就一定「沒事」嗎？

儘管水分能出入細胞內外，具有促進新陳代謝，同時排出毒素和廢物等功能，但是，水真的是喝越多越好嗎？實際上的答案，將會是否定的。

因為首先，飲水太多可能罹患低血鈉症，這是因為為了維持恆定性，身體具有自行調節的功能。但假設電解質，特別是鈉成分不足，則可能會因為身體自動調節效率下降，而罹患「低血鈉症」。在人體全身的細胞因水分而膨脹之下，除了身體浮腫、體重變重外，也會出現頭痛、容易疲勞，且精神萎靡等現象。

因此，若要身體健康，除了喝好水之外，最重要的就是講求「中庸之道」。關於「攝取水分（飲水量）」的原則是：人體「喝進的水」與「排出的水」必須達成平衡。一味的喝水，只會讓多餘水分囤積在人體內，不僅會造成「汗多」、「失眠」等身體不適症狀，更會引發上面提到的「水中毒」現象。

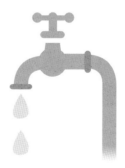

一天中有這麼多「水分」進出我們的身體

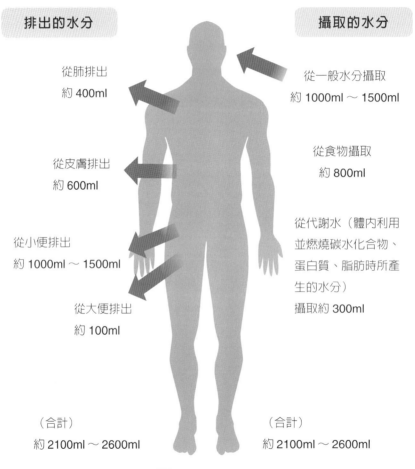

排出的水分

從肺排出
約 400ml

從皮膚排出
約 600ml

從小便排出
約 1000ml ～ 1500ml

從大便排出
約 100ml

（合計）
約 2100ml ～ 2600ml

攝取的水分

從一般水分攝取
約 1000ml ～ 1500ml

從食物攝取
約 800ml

從代謝水（體內利用
並燃燒碳水化合物、
蛋白質、脂肪時所產
生的水分）
攝取約 300ml

（合計）
約 2100ml ～ 2600ml

一旦「進出」情形失去平衡就會引發「水毒」

圖 4-1　每天進、出身體的水分
資料來源：《停止喝過多的水》，第41頁

　　也許讀者會問：喝太多水，除了會導致「水中毒」之外，還會有哪些不利的後遺症呢？有日本醫師就曾指出，當體內多餘的「積水」變成冷卻水，並持續發揮作用時，就會造成身體「冰冷」，而如果繼續放任這種情形不管，就會為身體各部位帶來不良的影響。

　　總體來說，「水分攝取過多」會引發這些疾病：糖尿病、高血脂症、高血壓、肝炎、膽結石、黃疸、心悸、喘不過氣、脈搏過快、心律不整、變異型心絞痛、胃下垂、胃灼熱、肥胖（虛胖）、（風濕等）疼痛毛病、眩暈、耳鳴（梅尼爾氏症候群）、自律神經失調、更年期障礙、不明原因的不適症狀、近視、青光眼、淚囊炎、結膜炎、浮腫（小腹突出、雙下巴）、水腫、腎炎、腎病症候群、腎盂炎、膀胱炎、頻尿、乏尿、神經質、失眠、神經衰弱、憂鬱症、癲癇（突然失去知覺）、過敏、異位性皮膚炎、帶狀疱疹、宿醉、香港腳、癌症、膠原病（硬化疾病）、精神分裂症（統合失調症）等。

　　而根據腎臟科醫師江守山的歸納整理，以下這 5 大容易積水及 4 大容易缺水的族群，每日喝水量必須視自身狀況調整增減，這些族群詳列如下表：

表 4-1　5 大容易積水族群

5 大容易積水族群（飲水量需彈性減少）	女性月經來潮前
	有腎臟病的人
	有肝硬化的人
	有心臟衰竭的人
	有精神分裂症的人

資料來源：《腎臟科名醫江守山教你逆轉腎》，第 108 頁

表 4-2　4 大容易缺水族群

4 大容易缺水族群（飲水量需彈性增加）	60 歲以上老人
	有腹瀉、嘔吐狀況的人
	幼兒
	腎功能不全（尿毒指數偏高）的人

資料來源：《腎臟科名醫江守山教你逆轉腎》，第 108 頁

　　當然，這「成人每天至少要喝2000-2500毫升的水」的建議，只是一個大概的原則。因為瘦小的人和高壯的人對水分的需求一定會有所差異，甚至還可依體型、性別、體重、工作性質及季節變化而有所不同，男性喝水量應該多於女性；勞動力工作者及運動員需水量高於常人；夏天喝的水也必須比冬天還多。而這樣依照身體的狀況，量身打造自己適用的喝水量，才是「喝對水」的上上策。

　　此時，建議讀者可用體重來換算，也就是「每一公斤體重每天應喝30-40毫升的水」。舉例來說，一個體重60公斤的人，每天需要補充1800毫升的水；至於80公斤的人，每天則需要補充2400毫升的水。

Tips

喝水量計算公式

一日喝水量＝體重（公斤）x（30-40 毫升）

＊舉例說明：小美體重 48 公斤，每天喝水量應該是：48 公斤 x（30-40 毫升）＝ 1440-1920 毫升

二、留意溫度適中

　　「以水養生、護健康」除了「水量正確」外，恐怕連水溫也都得講究。也就是說，太熱或太冷的水都達不到「正確飲水」的標準。簡單來說，室溫下的白開水才是最適合的飲水溫度。

　　儘管有理論認為，最易被人體吸收的水是結晶體六角形的「六角水」，而冰箱溫度保持在4℃時，才最有利於生成六角水；且在喝稍涼的水時，身體為了保持體溫的恆定，會刺激交感神經，使體內形成有利於脂肪燃燒的環境。

　　但當水過於冰冷時，體內的溫度發生劇烈的變化，冷熱交替之下可能會引起聲帶組織痙攣，造成一段時間的「失聲」。如果不小心，還會引發傷風感冒、肺炎等疾病；婦女如果長期飲用溫度過低的飲品，也有可能造成各種婦科毛病。

　　尤其在激烈運動後，全身的呼吸、消化系統都在擴張中，一杯冰水下去，不但會抑制腸子蠕動，使胃腸變涼、胃功能下降，水分會因為無法被吸收而都蓄積在胃中。如果患有過敏性腸症候群或是腹瀉，喝涼水反而會加重腹瀉。

　　而有胃病、胃部敏感、風濕、痛風和膀胱疾病的人們也不宜喝冰涼的水，冷熱交替或溫度驟降都會加重病情。此外，當腸胃黏膜血管、心腦血管急速收縮之下，就導致腸胃痙攣或是誘發心腦血管疾病。

　　至於太熱的水，當然也不宜飲用。因為，過燙的熱水會損傷牙齒的琺瑯質，還會強烈地刺激咽喉、消化道和胃黏膜。一旦長期飲用過熱的湯湯水水，將有可能導致各種器官發生細胞病變。

　　所以，最佳的水溫為18-45℃，就算是在大冷天裡喝的水，也不宜超過50℃才好。

三、要喝對水的種類

　　健康的喝水法，除了水量、水溫之外，喝什麼水（水的「種類」）也非常講究。當然，民眾喝什麼水最好？所有醫生及水專家們的答案都很一致──只要是乾淨、簡單的「白開水」就行。簡單來說，就是不特別追求完全無雜質、無礦物質的水（例如RO逆滲透水或是蒸餾水），但也不需要太多的特別添加物。因為，喝水是件單純的事，水中的物質當然也是越少、成分越簡單（指不加糖、加味）越好。但是，自古至今，仍有以下幾種水是千萬喝不得的壞水。

4-2　小心這些喝了會讓人生病的「毒水」

　　很多人都以為，多喝水沒事，所以，只要看起來是乾淨的水，應該就可以放心大膽地入口。但事實上，除了自來水不能「生飲」之外，以下這 7 種水，不管有沒有煮沸過，喝了仍然可能會致病！

　　一、死水：死水是指沒有「生命」，也就是長時間停滯不流動的水。例如一般路邊可見的小水溝，溝中的水多半存在已久，細菌、黴菌孳生，且死水中的有毒物質會隨著蓄積時間而變多，要是不慎喝下了這類死水，對健康絕對是有害的。

　　二、未經處理的生水：也就是沒有燒開或過濾等處理的井水、河水、泉水或地下水等。因為這些生水裡，含有許多對人體有害的各種細菌、寄生蟲、農藥殘餘等污染物質，以及可能的重金屬污染物等。

　　三、未經煮開的自來水：自來水雖然經過初步的過濾，但因為有加氯消毒，所以水中含有氯仿、鹵代烴等具有致癌、致畸形的物質。有研

究指出，經氯處理過的水可分離出 13 種有害物質，其中的鹵化烴、氯仿等還具有致癌、致畸形等特性。正常情況下，當水溫達到 90℃時，水中的鹵代烴含量會由原來的每公斤 53 微克上升到 177 微克，這個數值遠遠超過了國家飲用水衛生標準的兩倍。

因此，要飲用自來水，最好要煮沸後再喝。因為當水溫達到 100℃時，鹵化烴與氯仿這兩種有害物質便會隨著水蒸氣而蒸發。最正確的做法是：先將自來水從水龍頭盛裝後靜置一段時間；而當水快沸騰的時候，就把茶壺蓋打開；待水燒開後，繼續煮 3 至 5 分鐘後再熄火，才能讓水裡的氯含量降至安全飲用的標準值。

四、千滾水及蒸鍋水：所謂的「千滾水」是指在火爐上沸騰了一段長時間，或是被重複煮沸的水，當然也包括在電熱水器中，經過反覆加熱的水。

由於水燒開之後又重複煮沸，會使水分不斷蒸發，並且讓水中不易揮發性物質，如鈣、鎂等重金屬成分和亞硝酸鹽等的含量，隨著重複煮沸而增高。喝多了可能會出現暫時性的腹瀉、腹脹；至於有毒的亞硝酸鹽成分，還可能會造成亞硝酸鹽中毒，嚴重時會昏迷，甚至死亡。

至於「蒸鍋水」，就是我們用來蒸熱饅頭、飯菜之後，剩下的水。其概念也類似上面所提的「千滾水」，由於經過多次反覆使用，水裡面亞硝酸鹽以及各種有毒、有害的重金屬等濃度極高，自然更不宜拿來飲用。

五、用銅、錫、鉛容器煮的水：水不但不要重複煮沸後喝，也要注意煮水的容器。如果有一個容器為錫、銅合金製，最好別用它來煮

開水，因為銅、鉛、錫等材質長期與水接觸，會發生氧化的反應。

當銅製的茶壺生鏽，常用這種容器煮水來喝會引起銅中毒；而鉛遇熱及酒類都很容易溶解，常飲內含鉛的酒水，則會引起厭食、沒胃口、舌頭麻木、頭暈、頭痛等鉛中毒症狀。

六、溫泉水：前面曾經提到李時珍將溫泉水當作治病水中的「地水」，但問題是世界各地的溫泉類型不同，如有碳酸氫鈉、硫磺泉等差別；而根據溫泉所含物質的不同，水中的酸鹼成分也大異其趣。有些溫泉因為酸性太強，喝了恐傷腸胃，嚴重時還可能造成腸胃道腐蝕；而有些溫泉中礦物質成分過高，喝了反而會對人體造成傷害。所以，假設讀者無法確定其中成分，恐怕還是別隨便喝溫泉水為妙。

七、老化水：這種「長時間儲存不動的水」，就是所謂的「老化水」。有研究表示，長期飲用這種水會使細胞新陳代謝明顯減緩，並且影響身體的生長及發育。

4-3 小心這些喝了會有害健康的「邪惡水」

除了以上「有毒」的水不能喝外，為了健康著想，生活周遭還有更多的「邪惡水」，都不宜飲用！這裡的「邪惡之水」，指的就是市售的各種甜甜蜜蜜的軟性飲料，即一般所謂「非酒精的含糖飲料」，像是碳酸飲料、加工果汁等，常被歸類為垃圾食物，長期下來會造成肥胖以及其他病症的源頭。

一、碳酸飲料會阻礙人體鈣鐵吸收：事實上，無論是使用代糖或一般含糖可樂，可樂的酸味料用的是磷酸，一旦磷酸攝取過量，就會防礙鈣鐵質的吸收，造成骨質疏鬆，增加骨折的機率。

至於零卡飲料裡面最多用來取代糖分的阿斯巴甜，根據國外的研究指出，阿斯巴甜可能會在人類身上引發腦瘤。

二、手搖飲料糖分過高，易引發肝腎病變：市售含糖飲料原料大多數為「水、外加糖、奶精、風味糖漿、配料（粉圓、粉條、布丁、椰果等）」所組成，由於營養密度較低，不但無法解渴，反而會因為攝取過多的熱量及外加糖（外加糖是指在製造或製備食物時額外加入的糖或糖漿，不包括自然存在於牛奶和水果等食物內的糖），而增加肥胖、代謝症候群及心血管疾病的風險。

之前有臺灣的媒體做過實測，一杯微糖綠茶含糖量相當於 10 顆方糖；而一杯 700 毫升全糖的珍珠奶茶，加了奶精粉、珍珠、糖等高熱量的材料，熱量就高達 1100 大卡，相當於吃下一個排骨便當。

而除了喝下過多含糖飲料可能導致肥胖外，市售飲料店多半是以塑膠、保麗龍材質來盛裝，在製作過程中，可能會釋出塑化劑及致癌物質到飲料裡，長期下來恐怕會危害飲用者的身體健康。

三、瓶裝果汁未必天然又健康：許多人以為，不喝會有健康疑慮的碳酸飲料或手搖飲料，而選擇瓶裝果汁就能喝得比較安心，但事實上，許多瓶裝果汁飲料的成分，除了含有少量的原汁外，還有以下的添加物：用果糖、砂糖或其他甘味料提升甜味；以香料製作出濃郁的水果香味；用添加色素讓顏色更鮮豔好看；或以增稠劑來製造出濃稠的果汁口感等。

　　其實，所有果汁的製程也有分成鮮搾（新鮮）果汁、濃縮果汁、果汁飲料等不同的種類。

　　但不論是濃縮果汁或果汁飲料，在加工過程中，一些不耐熱的維生素，例如維生素 C 就會被破壞。且由於醣類較不容易被熱破壞，所以加工後的果汁裡，含量最多的就是碳水化合物。再加上難以避免加入的色素、香料等添加物，一不小心，反而喝下更多的糖分及其他化學添加物。

　　一般來說，飲料中的糖分與熱量，長期下來會提高孩童肥胖與罹患蛀牙之機率，甚至在成長過程中，引發糖尿病、動脈硬化、腎臟方面疾病的關聯性。更何況這些販賣飲料的店家，其所使用的水和冰塊中大腸桿菌的含量是否過高，也是值得注意的問題。

　　讀者也許會問：如果市售飲料不能替代水，那自己泡的茶及咖啡能不能替代水呢？對此，還是不太建議用自己泡的茶或咖啡，來完全取代水分的攝取。這是因為茶與咖啡中都含有咖啡因等脫水物質，被身體吸收後馬上就會被排出體外。而且，這些飲料有強烈的利尿作用，排出體外時還會帶走體內原有的水分。所以，就算喝了能暫時緩解口渴，但其實會使身體因為排尿更多，而需求更多的水分。

　　此外，茶類中含有草酸，會產生結石；而長期飲用含有咖啡因的飲料，則會刺激孩子的中樞神經，引發興奮、心跳加快等副作用，甚至更嚴重會影響孩童腦部的發育與智力的發展。

　　接著讀者也許又會追問：不論是市售的軟性飲料，或是自己泡的茶或咖啡，都不建議替代日常飲水，那麼，功能性飲料會比水更好嗎？對此我的看法是：如果是像足球運動員那樣長時間在運動場跑動，或

者是進行登山或馬拉松等持續 1 小時以上激烈運動時，由於人體會流失大量的礦物質，這時候才需要透過功能性飲料來維持體內礦物質的均衡。

此外，腸炎導致嚴重腹瀉，或是有孕吐情況的孕婦，也可以透過離子飲料來補充礦物質。但如果身體不缺礦物質，則沒有太大的必要性去喝功能性飲料。更何況，平時過量飲用離子飲料還會使鈉在體內大量堆積，而導致身體浮腫等，對身體反而有不好的影響。

最後，再來談談各種酒類。因為現代人常習慣在炎炎夏日，喝一瓶冰涼的啤酒來解渴與消暑。但事實上，所有的酒中都含有具強烈利尿作用的脫水物質，尤其是高酒精度的雞尾酒，它會使人排出比飲酒量多十倍的體液。

因此當人在喝酒時，身體會更加乾燥。那是因為酒精的利尿作用會導致血液缺水，紅血球將集中在一起，很容易便形成血栓，所以喝酒之後一定要另外再喝些水，以防止體內過於乾燥，並進一步突發心臟麻痺和腦梗塞。

4-4　挑對好水，讓食物變得更營養

《喝對水，99% 的疾病都可解決》的作者，也是日本醫學博士的藤田紘一郎就建議，為了健康長壽，應該飲用礦泉水。但他認為，礦泉水不光只能飲用，在料理上也能發揮各種好處。

　　例如他聽說用礦泉水來沖泡日本茶及咖啡，即使是便宜的茶葉和咖啡，也能變得風味絕佳。而做菜時如果能用各種硬度的礦泉水來做料理，那麼料理就會變得更有滋味。

　　因此藤田紘一郎首先建議，料理的時候要區分硬水和軟水的運用方式。例如歐洲的礦泉水，大多是含有許多鈣和鎂的硬水；至於日本的礦泉水，則是這些成分含量較少的軟水。如果能夠活用它們的特色，就可以讓料理變得格外美味。

　　他認為地勢多變、氣候多雨的日本，由於蘊藏著許多軟水，也就更適合用在日式料理上。以日本米來說，米在乾燥的狀態下拿去泡水時，最能夠吸收水分。所以說，雖然有些奢侈，但洗米的時候若使用軟水的礦泉水，就可以煮出甘甜鬆軟的米飯；相反地，如果用硬水來煮日本米，鈣質反而會讓米的食物纖維硬化，無法煮出鬆軟的飯來。

　　另外，他認為軟水也可以進一步提升日式高湯的滋味，這是因為礦物質較多的硬水不容易讓柴魚或昆布的鮮味溶入其中，而且鈣和鎂與鮮味的成分在結合之後容易出現澀味。但是，軟水就可以適度地萃取出其中的鮮味，使得整體的滋味變得順口鮮美。

　　但與日式料理相反，他認為西式料裡很適合硬水。義大利麵、披薩等西式口味的料理，都與硬水很合。例如炒飯和西班牙海鮮燉飯等米飯料理，如果使用硬度 80 至 120 毫克／公升的硬水，米飯就會變得顆粒分明，可以享受到更為正統的滋味。

　　此外，燉牛肉等肉類料理也很適合硬水。而水，其實也能為茶和咖啡增添絕妙的風味。首先是日本茶，其性質是水的硬度越高，甘味就會減少，所以最適合用「軟水」來泡。

　　至於紅茶或中國等主要是品嚐香味的茶，則與硬度略高的硬水較為匹配。他認為，由於紅茶和中國茶的種類豐富，選對適合每一種茶的水，才能泡出更美味的茶。

　　舉例來說，紅茶中澀味較強的阿薩姆紅茶，如果用硬度高的水來泡，就可以適度緩合澀味，並泡出其溫潤的味道；而大吉嶺紅茶則適合用硬度略低的水，比較能泡出原本的滋味。他建議泡茶的人，可以多方嘗試用各種水，既能找到自己最喜歡的水和茶的組合，也能享受更上一層樓的美味。

　　他認為適合泡咖啡的水，是「中硬水」到「硬水」間。不過，咖啡粉具有類活性碳的功能，因此水對咖啡的影響不會像茶那麼明顯，但如果喜歡酸味較強的人，會選擇輕度烘焙的咖啡豆，這樣的咖啡豆則推薦使用「中硬水」；相反地，如果想要多一點苦味的話，使用含鎂較多的硬水，就能夠強調苦味和澀味。

　　總體來說，不論用水烹飪或泡茶、咖啡，都要善用水的特性，就可以享受到茶與咖啡的不同滋味。

表 4-3　讓茶和咖啡變得更好喝的水

種類	硬度
日本茶	軟水（硬度 50 毫克 / 公升左右）
紅茶	軟水 - 中硬水（硬度 50-100 毫克 / 公升左右）
中國茶	軟水 - 中硬水（硬度 50-100 毫克 / 公升左右）
咖啡	喜歡溫和的苦味和略強的酸味的話： 中硬水（硬度 100 毫克 / 公升左右） 想要增加苦味和香味的話： 硬水（硬度 300 毫克 / 公升左右）

資料來源：《喝對水，99% 的疾病都可以解決》，第 121 頁

四、喝對時間也很重要

　　正確的喝水養生，除了水量、水溫及種類外，「什麼時候該喝水」也事關重要。當然，除了在身體發出缺水訊息（口渴）時，就得立刻喝水外，一天中還有好幾個喝水的黃金時機，只要能好好把握，就能充分獲得好水為身體帶來的益處。

　　說到喝水要挑「良辰吉時」，中國古代的中醫就非常地講究。從中醫的角度來看，早上5點到7點以大腸經運作最盛，往後7點到9點輪到小腸經運轉，而下午14點到16點則是膀胱經運行之時；這幾個時辰是排毒的最佳時機（請見以下Box 4-5）。

 笑話　醫學院好考嗎？

　　阿公：「文甫，要考醫學院，以後當醫生，知道嗎？」

　　文甫：「阿公，可是我是製圖科的耶。」

　　阿公：「不要怕，什麼都要試，萬一給你瞎貓碰到死老鼠呢？」

　　文甫心裡 OS：「大學考試不是這樣考的啦……」

　　　　　　　　　　　　　　　　　廖悟空、王文甫　提供

4-5　中醫的「十二時辰經絡喝水法」

中醫經絡學說有所謂的「子午流注」，內容是十二時辰對應人體的十二正經，代表一個人的氣血在每天各個時辰之中的流注所在。所以，也有人提出所謂的「十二時辰經絡喝水法」，依照「子午流注」來訂定飲水時間。

雖然按照「十二時辰經絡喝水法」，人的一天有 12 個喝水的時機，但整體來說，以下面 4 個時間點最為重要。假設讀者無法牢記每 2 個小時喝一次水的時間，至少這 4 個時間點，一定要好好掌握住。

一、大腸經（卯時，早上 5 至 7 點）：此時血液精華走在大腸經，也是大腸蠕動最旺盛的時候。這時候最好起床喝水，不但更能通潤、清潔腸道，更有清除宿便的效果。

二、小腸經（未時，下午 1 至 3 點）：小腸主吸收營養，這個時候剛好是吃過午飯之後，腸道中正充滿黏稠的消化物質，假設能喝 500 毫升的水，將有助於消化吸收。也為下一時辰—申時，氣血流注到膀胱經做好準備。

三、腎經（酉時，下午 5 至 7 點）：腎臟主要的功能是「過濾血液」，並且平衡人體的酸鹼值。此時喝水 500 毫升，有助於減輕腎臟負擔，並且能提升腎臟功能。而只要腎臟健康，人的精、氣、神就容易飽足。

四、心包經（戌時，晚上 7 至 11 點）或三焦經（亥時，夜晚 11 至凌晨 1 點）：喝水 500 毫升。心包經主心血管，可以在此時用小分子水來暢通血液管道；至於三焦經主掌淋巴系統，而淋巴又掌管著人體的免疫功能，所以，如果淋巴暢通，身體就不容易得癌症。那到底要在戌時或亥時喝水，主要是看個人早睡、晚睡而定。

除此之外，建議洗澡、運動流汗前、後，也都應該確實補充身體所流失的水分。簡單來說，只有「多喝水、喝好水」，才能保障身體的健康，享受幸福的生活。

但總體來說，作者認爲「該喝水的時間」，應該根據以下幾大基本原則做彈性調整：

（一）隨時喝

爲了避免身體因爲嚴重缺水而造成不良的影響，最簡單的方法就是「在身體發出缺水訊息」時便立刻補水。但是，也不要等渴了才喝水，因爲等感覺渴了才喝，通常身體已經缺水很久。所以，最好養成常常喝水的好習慣。

因爲有時就算身體缺水，也不一定會有「口渴」的感覺。這個時候，你必須認眞解讀以下身體缺水的其他訊息提醒，像是尿液呈烏龍茶般的深黃褐色、便秘、舌頭味蕾與味蕾中間裂開、腋下沒有水氣、皮膚乾燥沒有彈性，甚至出現皺紋、有飢餓感等，都可能是身體過於缺水所造成的現象。

4-6　用以下 4 大指標，提醒你隨時補水！

　　許多人以為，反正身體有「自動提醒補水」的機制，所以，只要等身體發出「口渴」的訊號之後，再開始喝水不就好了？但事實上，當人產生口渴的感覺時，身體早已經處於脫水的狀態了。

　　因此，接下來的問題便是：如何主動知道身體有沒有在「缺水」呢？以下幾個指標可以及早提醒讀者適時補水！

　　一、尿的顏色：一般來說，水分充足的人所排出來的尿液顏色，是清澈近乎透明的淡黃色（要注意的特例是，服用利尿劑患者的尿液顏色，也是近乎無色）；假設尿液成金黃色，就表示身體略微脫水；至於嚴重脫水者的尿液，則呈現橘黃色或茶色。

　　由於尿液的顏色，也是判斷身體缺水與否的重要指標之一，因此，自我判斷有沒有喝下足夠的水，看尿液的顏色是最快的方式。假設發覺尿的顏色太深了，就應該快點補充水分。

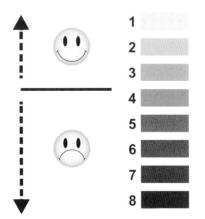

說明：

4 號以下，代表身體尚未缺水；但如果超過 4，則代表身體已經處於「缺水」狀態，且顏色越深，缺水情形越嚴重

圖 4-2　從尿的顏色，看你該補水了

資料來源：華人健康網（https://www.top1health.com/Article/52453）

　　二、看尿量多少：正常人每日排出尿量，會與飲用多少水、身處環境、溫度、流汗量多寡、食物攝取（某些食材有利尿作用）、糞便（腹瀉時會大量流失水分）每一個細節都有相關性。

　　也就是說，每人每天的尿量都不是固定不變的，也許是 700-800 毫升，也有可能達到 3000-4000 毫升。但如果排除極端的特殊情況，成人平均一天的排尿量，差不多是 1000-2000 毫升。

　　一般來說，水喝多自然尿多。正常的尿液是淡黃色且清澈、透明的。喝水多則顏色淡如水；當水量不足時，顏色便可能就比較橘。所以，尿量及顏色都會因為飲水量和排汗量而有所變化。

　　由於正確喝水量的重要原則是：「進」與「出」要達到平衡。有一種說法是：只要一天排尿次數超過 7 次以上，就表示水喝得過多；反之，不到 7 次就代表水喝得太少。且由於一般健康的成人，每天正常排尿量約在 1000-1500 毫升，所以，假設每天維持差不多的排尿量，才不需要擔心自己水喝得不夠。

　　更何況，由於每個人的活動量不同，活動量大、出汗多，就要多補充水分。因此，活動量大、容易流汗的人，每天 2000 毫升的飲水量可能不夠，這時還可以將排尿次數再搭配尿液顏色來進行判斷。

　　一正常人的尿色為淡黃色，假如排尿次數太少，或尿色濃於烏龍茶色，就表示喝的水不夠，必須再多喝一點，直到排尿次數和尿液顏色符合標準為止。

　　特別要注意的是，並不是排尿次數越多、尿液顏色越淡就越好；如果頻尿（通常一個人一天必須排掉 1600 毫升的尿量，如果以每天膀胱儲存約 200 至 300 毫升就會想上廁所來計算，一天排尿不會少於 6

次）且尿液顏色清澈如水，原因之一可能是水的確喝得太多了；其二則可能是腎臟出了問題，需進一步向腎臟專科醫師求證。

　　三、看體重損失：水分的流失會讓體重減輕，例如運動前、後的體重，就可能會相差到 3 公斤以上。別以為這是脂肪燃燒、達到減重的效果，而是過度水分流失的結果。假設數字相差越多，就代表身體缺水越多，這時候應該更積極喝水，讓體重差維持在 0.5 公斤以內。

四、看舌頭顏色：正常的舌頭看起來是粉紅且濕潤的，而當人體脫水時，由於舌頭會變得乾澀，並出現明顯的舌苔，且顏色會偏白。所以，如果你的舌頭看起來乾乾澀澀，而且口水變少，別懷疑，它正代表你的身體缺水啦！

（二）運動前、中、後

　　為了避免運動時大量流汗而造成身體嚴重脫水，建議不只是運動後，包括運動前及運動時，都要補充水分。例如美國運動醫學學院就認為，運動前補充的水分，可提高身體的熱調節能力，降低運動中的心跳率，並將體液平衡和滲透壓控制在最佳狀態。

　　值得注意的是，不只運動，只要是活動量、排汗量大，或是沐浴、泡湯、三溫暖等，會造成身體水分大量流失時，也都應該事先喝水。

　　至於運動中，也要記得補水的重要性。因為有研究顯示，在運動中，每小時的流汗量可能高達2-4公升之多，且電解質也將隨汗水而流失。所以，如果體內的水分不足，除了會影響運動成績之外，還可能危及身體健康，例如口腔乾燥、舌頭腫脹、中暑、熱痙攣、抽筋、脫水等。

　　因此，特別在激烈運動時，一旦覺得口渴，建議最好先含一口水在嘴巴裡，以緩解口渴不適的症狀；且等到運動到了一個段落，心跳逐漸恢復正常，一定要馬上補充水分。

　　至於避免「邊運動、邊喝水」行為的原因，就是因為運動時，血液會特別集中在肌肉。假設這個時候喝水，或甚至吃東西，則將會讓血液又集中到胃部，讓肌肉的血液不足，便容易導致運動傷害。

　　至於運動後，美國運動醫學學院也建議，由於出汗會造成體內電解質的流失，補充含鈉、鉀及糖的運動飲料，可以維持血糖濃度、延緩疲勞發生。

　　目前市面上販售的運動飲料，是具有調節人體電解質作用的含糖飲品，最早是為了從事劇烈運動的運動員所設計。而根據國家標準（CNS），各種電解質的濃度大致上分為：鈉離子552微克／毫升以下；鈣離子60微克／毫升以下；鎂離子24微克／毫升以下；鉀離子195微克／毫升以下；酸檢值則介於pH值2.5-3.8之間。

　　所以，運動專家的建議是：假設運動時間如果低於1個小時，補充單純的白開水其實已經足夠；但如果是持續一個小時以上的劇烈運動，則不妨飲用運動飲料，不僅補充水分，也事先儲備之後身體活動所需的能量。

　　但需要注意的是，喝的時候要避免牛飲，每次以100-150毫升為原則，採「多次少量補充」的原則，才能避免造成身體的負擔。

　　對於運動量不足或運動強度不高的人來說，可千萬別直接喝「高滲透壓」的運動飲料，如此一來，非但無法補充水分，反而會加速身體內水分的流失。通常，運動強度中、低的人，建議補充電解質比例與人體相似的「等滲透壓」運動飲料。至於從事短時間、低強度運動或一般性的解渴，建議選擇電解質含量較低的「低滲透壓運動飲料」，或甚至是白開水就好。

　　這是因為大量電解的攝取會增加腎臟負擔，對人體反而可能會產生

不利的影響，所以，並不建議在平時或輕微運動時喝。而且運動飲料屬酸性，也不適合胃腸潰瘍的患者或空腹飲用。

此外，運動後也千萬別喝果汁和水果雞尾酒等，既沒有解渴效果，又將使消化吸收減緩的高濃度飲料，以及會在體內產生氣體，又對身體無益的碳酸飲料。

（三）特殊時期

1. 生理期時：婦女在生理期時，常常會伴隨頭痛、精神不振、腰酸背痛、腹痛、腹脹、腹瀉等不適，進而影響日常生活或工作的心情與活動力。從中醫的角度來看，行經期間多喝溫開水，除了可以減輕腹部疼痛外，還可以加速血液循環，讓血塊儘早被排出。

2. 情緒差時：前面曾經提過，當身體脫水時，會出現壓力大、憂鬱等負面情緒。因此，當我們萎靡不振、心情抑鬱時，喝一杯溫開水不但能讓精神再次充滿正能量；也能幫助人體將過度集中於腦部的血液帶至腸胃道，間接舒緩過於緊繃的情緒。特別是如果能夠補充含有離子化礦物質的小分子水，更可以讓水分快速進入細胞內平衡電解質、鎮定神經，並舒緩壓力。

3. 戒菸時或飲酒前：戒菸期間多喝水，可以有效排出體內的尼古丁。但最好不要喝開水以外的飲料，例如以咖啡、茶、可樂、含糖飲料等，以免身體額外的負擔，且在戒菸成功之餘，身上卻多了幾圈游泳圈。

另外在喝酒前，最好先飲一杯含礦物質的小分子水，不但能夠防止酒精直接刺激胃黏膜而造成傷害，且胃中的水也可以把酒精沖淡，降低肝臟分解大量酒精的負擔，並減少酒醉的不適。

4. 服藥時：有些人會在飯後喝果汁、茶或湯的時候，順便服用飯後要吃的藥。雖然不是每一種藥物，都會與果汁、茶或湯發生副作用或化學

反應（例如葡萄柚或柑橘汁內含有類黃酮素，恰好會抑制肝臟中代謝藥物的酵素（CYP3A4型），導致藥物無法從肝臟中代謝出去，使得體內藥物過量產生毒性，一旦濃度過高，可能有致命危險），但為了安全性考量，最好還是以溫開水服用藥物。

（四）特殊生活作息

1. 早晨起床後：早上一起床，就馬上喝下一杯水，將有助腸胃蠕動、改善便秘，並且能夠清除毒物、加速細胞代謝，達到雙效淨化的目的！

此外，這個動作對有早起運動習慣的高血壓、動脈硬化患者尤其重要，喝杯水再出門，也有助於避免因血液過濃而發生中風的意外，當然也能預防心臟病和腦中風。

4-7　早上起床的第一杯，該喝什麼水？

既然早上起床的第一杯水如此重要，那該喝什麼水呢？

簡單來說，早起喝汽水、可樂、咖啡等飲料，絕對是一大禁忌，這是因為可樂、汽水等碳酸飲料中含有檸檬酸，將會加速鈣的排泄、降低血液鈣的含量。一旦長期飲用，將會導致身體嚴重缺鈣。

其次含咖啡因的飲料，因為具有「利尿」的作用。原本早上起來的第一杯水，就是為了給身體補充水分的，若一旦喝了「利尿」飲料，讓身體水分快速流失，不是白白浪費了這早晨第一杯水的功效了？

再者，民間偏方認為早上起床後，應該喝淡鹽水來降火氣及通便；然而早晨一起床就喝鹽水，不僅無法解渴補水，反而加重其脫水現象，令人感覺更加口渴。此外，早晨是人體血壓升高的第一個高峰時段，飲用鹽水更有可能造成血壓不當地飆高！

前面提到起床第一杯水，最好是「白開水」。此外，由於起床時空著肚子，腸胃內的食物都已經清空了，因此水的溫度最好是保持在20-25℃之間，避免過冷或過熱的水溫刺激腸道胃壁，引發腸胃痙攣不適。

至於水量及喝的方法，建議是 250-500 毫升，且喝水的時候應該避免大口的牛飲，而是以「一小口、一小口吞嚥」的方式飲用。這是因為喝水速度太猛，很容易就會嗆傷食道及氣管，並導致血壓下降過快，引起頭痛、噁心、脹氣等症狀。

此外，如果一下子喝太急、太快，水分等於還來不及發揮該有的作用，很快就會變成尿液而排出體內。更何況，一口氣灌太多水也會讓胃液被稀釋，消化功能變差，胃也會被撐大，反而可能因為食量增加，而有增胖的疑慮。

2. 吃飯前、中、後：吃飯前喝水能減少空腹感（有助於減肥），並且讓消化器官做好迎接食物的準備，有助於消化。但是，不論是飯前的短時間內喝水，或是飯後馬上喝水都會稀釋胃液，都容易導致消化不良，且還會增加血液中的胰島素，使細胞中的脂肪堆積，反不利於身體的健康。

所以，所謂的「飯前喝水」，最好是在「飯前30分鐘」之前喝水。特別是有胃炎、十二指腸炎、胸痛、胃潰瘍、大腸炎和胃脹氣等消化不良病

症的人，必須在飯前半小時喝水，並等飯後半小時之後，再喝少於1杯的水，也將有助於消化。

3. 睡前半小時：別懷疑，人就算在睡眠時，身體仍在不停地消耗水分。尤其是冬天暖氣開得很大，或是夏天天氣炎熱、出汗很多的情況下，人體的水分喪失會更多。因此，「睡覺前喝些水」絕對是有其必要的。如此一來，可以維持體液和血液稠度的平衡狀態，預防夜間和清晨中風，並且能降低尿液濃度，預防結石的發生，更能避免睡眠中因為感到口渴而無法熟睡、失眠。

當然，所謂睡前喝水，不是喝完水馬上就上床睡覺，如此反而會使人身體浮腫、或多次上洗手間，同樣無法安睡。所以，喝水的時間最好在睡前半小時。如果臨睡前感到口渴的話，只能再喝一、兩口水。

（五）生病時

一旦出現發燒、感冒、血壓高或腹瀉時，當然得趕緊補充大量水分。以高血壓為例，醫生常搭配利尿劑來降低血壓，所以就更需要補充水分和電解性礦物質；感冒、發燒時，由於體內水分被蒸發，需要經常喝水補充並降低體溫；至於腹瀉的人，不但要大量補充水分，假設腹瀉太過嚴重，還得立刻去醫院打點滴，注入生理食鹽水以防脫水。

4-8 每天 8 杯水該怎麼喝？

由於人一天差不多要補充 2000-2500 毫升的水分，以每杯水 250 毫升為例，差不多要分 8-10 杯的份量，才能喝完一整天的「quota」。

但由於前面多次提到：喝水不能過於集中，必須分批攝入。因此，怎麼把這 8-10 杯的水，在扣除 8 小時睡眠之外的時間內「分批喝下」，就需要一定的技巧。最理想的方式為每隔 30 分鐘喝一杯水，但人一旦忙碌起來，可能會連喝水的時間都沒有。以下，教各位在固定時間飲水的方法，輕鬆完成一天 8-10 杯水的飲水目標。

表 4-4 每天 8 杯水的喝法

杯數	時間	功效
1	6:30AM	起床後馬上喝一杯 250 毫升的溫開水，不僅能使夜晚蓄積在體內的廢物排出體外，促進新陳代謝和血液循環，還能減少心臟的負擔。此外，又可以強化排泄功能、預防便秘。 假設想要幫助消化，可以在飯後喝 1 杯富含乳酸菌的優酪乳，將有益腸胃。
2	8:30AM	上班前在經過擠公車、拼打卡的緊張時段，情緒特別容易緊繃起來。因此到達公司之後，第二杯 250 毫升的水就需要立刻補充。不但是一天工作的良好開始，更能夠為身體帶來動力。
3	10:00AM	上午工作忙碌時，也不要忘了喝一杯水來緩解疲憊感、舒緩神經、提高工作效率。且對於癮君子來說，喝水還能抑制吸菸需求、有助於戒菸。
4	11:30AM	在午餐前半小時，就可喝杯水防止中午飲食過量。此外，在飯前一小時吃一根香蕉，不但有助於疲勞的體力恢復，也能防止中午飲食過量。 至於午飯時，可以吃一些沙拉或新鮮蔬菜，方便在攝取食物的同時攝取消化所需的水分。

表 4-4　每天 8 杯水的喝法（續）

杯數	時間	功效
5	2:00PM	下午 2 點，是人體補充第 5 杯水的關鍵時刻。它不僅能補充體液，還能啓動人體的細胞、增強動力。
6	3:00PM	下午 3 點鐘，該是久坐上班族昏昏欲睡的時候。此時喝上一大杯的水，既可補充一整天待在密閉式空調環境中所流失的水分，同時又可達到醒腦、提神的效果！此外，這杯水也有助於減少飢餓感和吸菸的需求。假設肚子還是覺得很餓，為了避免吃到容易發胖及不利健康的垃圾食物，可以把梨子和蘋果洗乾淨後連皮一起吃，既能解飢，又不增添身體的負擔。
7	5:00PM-6:00PM	下班前及晚飯前半小時的第六杯水，不但可以補充工作一天流失的水，發揮舒緩放鬆身體的作用。也能增加飽足感，避免晚餐大吃大喝或暴飲暴食，有助於控制體重。 飯前喝過水之後，要記得在吃飯時，不要喝過多的碳酸飲料和酒；至於晚飯後，則可以吃些時令水果來攝取水分。就算想要喝水，也至少要等到飯後 30 分鐘後再喝。
8	9:00PM	睡前至少 60 至 90 分鐘前喝上一杯水，能舒緩神經，幫助入眠。但是切忌一口氣喝太多，以免夜間頻頻起床上廁所，而影響到睡眠品質；或是避免第二天出現眼皮浮腫和眼袋。

資料來源：《聰明喝水》，第 36-37 頁、《水懂你》，第 111-112 頁、《正確喝水》，第 97-98 頁

五、小口慢慢喝

　　最好的喝水方法就是「慢慢喝」。因為大口喝水就等於沒喝，且一次灌下太多水，腎臟會收到「進水太多」的訊號，加速排尿速度，反而讓喝下去的水立刻流失，沒有足夠時間送到身體各處。更何況，喝水喝太快也容易引起脹氣，對健康並沒有好處。所以，不管是運動後大量流汗，還是剛起床時，只要是喝水，都要小口、小口地喝。

六、依特殊族群進行增減

　　以上「每人每天2000-2500毫升」，是指一般正常人的喝水量。但是，由於每個人的體質不同，再加上健康狀況不一，不同疾病及年齡者，所喝的水量也有一定的差異存在。

（一）特殊疾病者

　　1. 痛風：患有痛風的人要多喝水，這是毫無疑問的；因為痛風患者血液中的尿酸值普遍升高。假設喝水量不足、尿量減少，導致體內尿酸排泄功能降低，尿酸值就會升高，進一步引發關節腫痛。

　　2. 結石：容易有結石的人及泌尿器官發炎的人，更要多喝水才行，因為容易產生腎結石、膀胱結石、尿道結石或是膀胱炎、尿道炎的人，大多飲水量都不足。

　　當尿量減少、尿液中結石的成分濃度增高時，就有產生結石的機會。此外，常憋尿容易導致尿液在膀胱中滯留過久，而造成細菌的滋生。假設又沒有攝取足夠的水分、適當的排尿，就會引起膀胱和尿道感染。

3. 吸菸及慢性支氣管炎患者：這是因為水是最好的溶劑，可以稀釋沖淡人體內各種有害的物質，使其毒性減弱。而且多喝水可以降低尼古丁在人體內的毒害，同時水分子能促進身體新陳代謝，將因為抽菸而吸入體內的一氧化碳排出體外；並排除附著在肺葉和支氣管上的焦油，減輕支氣管的刺激；同時又可降低痰液的黏稠性，使其容易排出，減少咳嗽和氣喘，讓呼吸順暢。

4. 腎病及心臟病患者：與上面幾種疾病患者「要多喝水」不同，腎臟病與心臟病的患者飲水反而要限量。這是因為患有腎臟病、洗腎以及因心臟病而引起水腫的病患，腎臟功能已經變差，為了要減輕腎臟的負擔，就必須依照醫師的建議飲水量。

> **4-9 注意！並不是所有腎臟病患者，都要限制水分攝取**
>
> 　　一般來說，只要尿中的離子濃度過高，就會沉澱、結晶或結石；而有腎結石問題的人，就算是將結石取出，也容易反覆發作。所以，這類人也最好能養成習慣，攝取充足的水分，以避免再形成結石。

（二）不同年齡

不同年齡的人，對於飲水量的多寡，也有必須注意的「眉角」。總體來說，嬰兒及兒童的身體缺水會影響其發育；女人缺水會使身體調節機制紊亂、內分泌失調，進而對肌膚產生影響；至於男性，則因為付出的腦力和體力比女性多，所以男性比嬰兒、兒童和女性更需要補水。除此之外，

對於以下這三大族群，補水在預防疾病上則有更高的效益。

1. 銀髮族多喝水可防治失智：隨著年紀漸長，身體機能逐漸的衰老，有的人會出現失智現象（俗稱老人癡呆症），如遺忘了回家的路，或是不記得周遭的親戚朋友們，就連生活上也必須仰賴家人，無形中造成子女經濟與精神上的負擔。

其實，失智症是可以被預防的，因為有研究指出，這類患者腦血管中的血液都近乎靜止不動，而且血量通常已不多，腦組織也因為水分減少而萎縮，這不但會影響記憶力，智能也會逐漸衰退，因而才會有反應遲鈍、情緒異常、被害妄想、癡呆等狀況出現。

由於血液中近80%是水分，水在進入人體後，不到1分鐘就會到達腦組織，所以，如果攝取水分足夠，讓血液因此變得更流通，對於預防失智症亦會有正面的效果。

事實上，老年人喝水不是只有預防失智的效果，中老年人由於血漿腎素和腎上腺素含量逐漸下降，心鈉素分泌增加，導致體內鈉離子不斷流失，使人體對於失水的口渴反應減低（也就是在身體缺水時，不易有「口渴」的感覺）。一旦平時飲水不足，就會導致慢性脫水，而長期脫水又將導致許多疾病的發生，甚至直接威脅生命。

所以，如果銀髮族多多補水分，不但可有效預防失智，其他如最常見的：快速老化、白內障（有白內障的人眼內的液體含量較高，當身體缺水時則會發生變化，引起水晶體混濁而導致視力下降）、腦血栓、心律不整、心肌梗塞、體內有害物質堆積等風險的發生，也將可降低。

2. 青壯年多喝水可預防腦中風：青壯年族群不論在家庭、工作、人際關係或事業上，承受各種極大的壓力，常會嚴重影響身體的健康。

再加上上班族平日飲食不均衡，以及暴飲暴食、應酬過多、少喝水，

年紀輕輕就可能有四高（高血壓、高血糖、高血脂、尿酸高）的問題。這也是為什麼腦中風及心血管疾病風險，越來越年輕化的主要原因。

由於青壯年族群多數都是「上有父母、下有子女」的三明治族，身負家中最大的財務重擔，一旦心血管疾病驟然發生，影響的將不只是當事人而已，而是一整個家庭。

所以，青壯年人每天最好攝取約1500-2500毫升的水分，如果出汗量大、活動量多，或者是體重較重者，需要補充的水量也相對較多，每天最好按照自己的身體需要補充足夠的水分。每次的飲水量約以150-200毫升為佳，有助於身體的吸收。

如果青壯年族群有規律運動的好習慣，建議在運動前約30分鐘，先喝250毫升的水；假設運動時間超過1小時，中間最好再加減補充150毫升的水；至於運動後，也要視運動量激烈與否、排汗量多寡，補足流失掉的水分。

3. 兒童多喝白開水促進發育：之前根據102-105年「國民營養健康狀況變遷調查」，有高達93.9%的國中生，以及88.9%的高中生、83.6%的19-44歲成人，每週至少喝1次含糖飲料；且以上「每週有喝含糖飲料」的人，平均每週喝將近7次。

此外，兒福聯盟也曾有一份統計資料顯示，臺灣孩童平均一天只喝1200毫升的水，不但未達所需水量的標準值，且更誇張的是，近半數學童每天至少會喝一瓶飲料，甚至有20%的孩子，飲料喝得比水還多。

在孩子的生長、發育過程中，水分占了舉足輕重的地位。而當孩子漸漸長大，身體會自然不斷的脫水。這也是為什麼有時候，孩子會愛睏或精神不佳，原因都跟「缺水」有關。不過，水分的補給無法用含糖或含化學物質的飲品來滿足，這些非天然飲料既不能提供孩子健全的發育與生長，

又可能對身體健康和發育，以及頭腦的敏銳度與靈活度等，造成不良的影響。

　　為了協助爸爸媽媽們解決孩童不愛喝水的煩惱，兒福聯盟推動「喝水666行動」，教孩童每天喝6杯水、每60分鐘喝一次水、掌握6大喝水時機——出門前、上課前、起床後、運動後、放學後、洗澡後。鼓勵小朋友適時攝取足夠水分，養成良好的飲水習慣！

　　另外，面對孩童不愛喝白開水的問題，也最好是用鼓勵的方式誘導他們，例如在水中加入蘋果片、檸檬片等，增加香甜味道，讓孩子慢慢接受、喜歡白開水，並讓孩童知道喝白開水有哪些好處，適時灌輸他們喝飲料壞處多的觀念，讓他們逐漸養成「就算不愛水的味道，也能把喝水當作是一種例行公事」的好習慣。

七、維持好態度及心情

　　《生命的答案，水知道（如何出版）》一書的作者江本勝指出，水能聽懂我們說的話，還能讀我們的心。更準確地說，水結晶能隨我們的語氣和心態而改變。無色、無味的液態水，從表面上看起來沒什麼變化，但從拍攝水結晶的照片中可以看出區別來。

　　不管讀者相不相信「水在聽了正面語詞，或是好聽的音樂之後，就會變成『有助於促進身體新陳代謝、提高人體免疫力』的六角形好水」，但至少在用愉快的心情，慢慢一小口、一小口地品嚐，讓水分滋潤身體各個缺水的細胞、加速新陳代謝之餘，也能達到放鬆心情、舒緩壓力的狀態，不論身、心都能得到正面的利益。所以，大家在大口喝水之前，不妨跟水說說話、熱情地跟它打個招呼，或者說聲謝謝。感謝這杯得來不易的好水，為自己與家人健康所做的「貢獻」！

笑話　聖誕節的神祕人物

聖誕節快到了，媽媽問兒子說：

「哈！期待嗎？聖誕老公公又要來送禮物了。」

結果兒子竟然說：「這個人有點怪怪的，也沒看過他長怎樣，不想無緣無故收他的禮物，不然我們先設個陷阱，抓到他之後，再來決定要不要收禮物好了！」

廖紹遠　提供

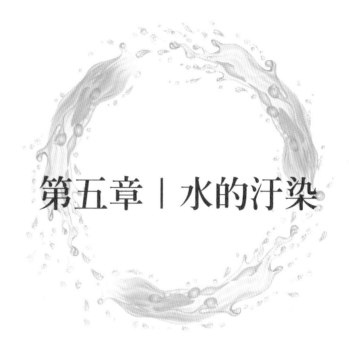

第五章｜水的汙染

中國的老祖宗，有所謂的「好風水」之說。簡單來說，「好風水」的定義就是「高品質的水（無各種汙染源）」與「負離子環境」。但你知道，現代人要找到「好風水」，已經是越來越困難了嗎？因為撇開負離子的環境，全球各地頻遭汙染的水，早就撐不起「好水」這個稱謂了。

記得在2017年5月中時，自由時報曾報導有位臺藝大學生，以環保意識結合藝術創作的方式走遍全台100個汙染水源地，並逐一取水做成「冰棒」，製成模型展示。

雖然報導表示，有其他同學看了覺得好像很好吃，但仔細看之後才發現：這冰棒是用汙水製成的，而且裡面還包著菸蒂、廢魚網等各種不同的「內餡」，一點也不可口。然而，這的確是你我每天所喝的水。

「優良水質」對人類來說，是維持健康的基本必需品，因為一旦水質發生汙染，將會給人體帶來嚴重傷害。而當民眾在喝水的同時，也喝進大量的汙染物，甚至是有毒或致癌物質，我們就得慎重考慮「正確喝水」這回事了。因為，短期飲用這些汙染水沒有立即性致命的危險，但長遠來看，它等於是一種「慢性自殺」的行為。

不要忘了，人體中有70%-80%是水分，一旦長期飲用不良的水質，汙染物質透過飲水或食物鏈進入人體，會使體質下降、抵抗力減弱，必然會發生多種疾病，像是急性或慢性中毒、寄生蟲、細菌病毒感染、傳染病、癌症等。

不能「治病」，至少不「致病」

例如世界衛生組織的調查就指出，人類疾病80%與水汙染有關，世界上每年有2500萬名以上的兒童，都是因為飲用被汙染的水而死亡。日本的水銀事件、嘉義、臺南沿海地區的烏腳病，都是因水質不良而引起（註：烏腳病是由於水中的重金屬含量偏高，當人長時間飲用這種水，將會使人體囤積大量的重金屬元素，而這些重金屬元素因帶有重量，因此較易沉積於腳掌，使腳掌變黑，當囤積量大時，將逐漸蔓延至小腿，並出現潰爛）。

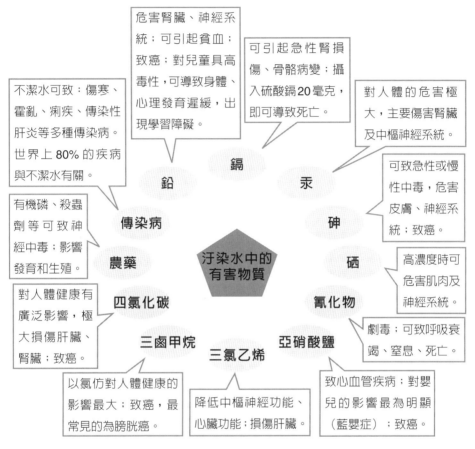

圖 5-1　水汙染對人類的各種危害

資料來源：《今天的飲水習慣，決定你10年後的健康狀況》，第159頁

　　因此，所謂的「好水」，從最消極的功能來看，至少是「減少其中的汙染物質，避免喝了會生病或造成身體各器官及功能的紊亂」。然而，全球各地的人們恐怕連這點最起碼的要求，都有可能成為一種奢望。

　　簡單來說，一般人對自來水不滿的原因，除了「味道不好」之外，最主要還是因為水中含有細菌、消毒劑和致癌物質、重金屬等多重汙染，在

在都是導致各種疾病的根源。

從水的長途旅行看水的健康

　　因為根據臺灣環保署每月公布的飲用水質抽驗檢查結果顯示，2016年全國自來水水質抽驗件數的不合格率為0.08%（有8件），且如果以縣市別來看，主要集中在新北市。

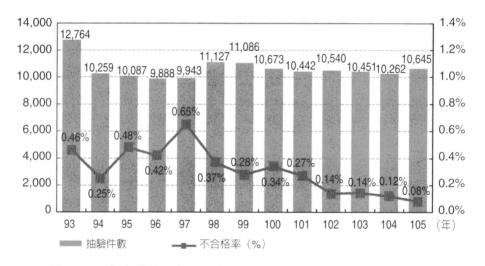

圖 5-2　歷年臺灣地區自來水水質抽驗檢查結果（按檢驗件數統計）
資料來源：行政院環保署還境衛生及飲用水管理紀實（民國 76-106 年）（https://www.epa.gov.tw/public/Attachment/7761115408.pdf）第 78 頁

　　雖然不合格率比前幾年都降低，但實際查閱自2016年11月到2017年11月最近一年期間的歷月抽檢中，環保署曾經驗出不合格的水質項目包括：「總菌落數（2016年11月、新北市；2017年7月、嘉義縣）」、「總三鹵

甲烷（2017年5月、澎湖縣）、「濁度（2017年8月、屏東縣）」。由此可見，就算是經過處理過的自來水，也並不保證能夠達到「生飲」的程度。

臺灣地區是如此，那中國大陸又如何呢？之前有媒體引述國際「綠色和平組織」在2017年6月2日所發布的水質報告顯示，中國城市的許多河流，已經汙染到人類不能喝的地步。其中，上海的地表水有85%不能喝、而天津附近的則有95%不能喝（http://www.ntdtv.com/xtr/b5/2017/06/03/a1327565.html）。

此外，在2016年10月時，北京清華大學環境學院也曾發布一份《水研記》的報告，呼籲有關當局重視水資源的問題。因為，其中所採集的23省、44個城市的水質樣本，結果，全都驗出了高風險的致癌物（http://www.ntdtv.com/xtr/gb/2016/10/22/a1292871.html）。

雖然目前欠缺中國大陸關於水汙染的調查資料，但是在「百度百科」上，卻有一個由中國大陸一家環保非營利組織——「公眾與環境研究中心」，從2006年開始發布的「水汙染地圖數據庫」連結（https://baike.baidu.com/item/中國水汙染地圖）。而透過這個網址連結，用戶可以進入中國大陸31個省級行政區，以及超過300家地市級行政區的相關業面，檢索當地的水質、汙染排放和汙染源訊息等。

根據2017年5月31日由中華人民共和國環境保護部所公布的「2016年中國環境狀況公報」中顯示，雖然適於飲用水源的I及II類比重有上升、不能做為飲用水的IV及劣V類比重都有下降，但可用於農業及一般景觀用水的比重卻是下降。整體來說，把所有不能飲用水類的IV、I及劣V類比重相加，也達到32.3%（請見下圖5-3）。

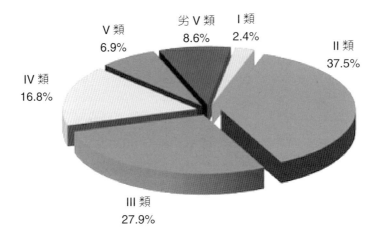

圖 5-3　中國大陸全國地表水水質類別比例
資料來源：「2016年中國環境狀況公報」第17頁

說明：
I、II 類水質可用於引用水源一級保護區、珍稀水生生物棲息地、魚蝦類產卵場、仔稚幼魚的索餌場等；III 類水質可用於飲用水源二級保護區、魚蝦類越冬場、洄游通道、水產養殖區、游泳區；IV 類水質可用於一般工業用水和人體非直接接觸的娛樂用水；V 類水質可用於農業用水及一般景觀用水；劣 V 類水質除調節局部氣候外，幾乎無使用功能。

　　也就是說，中國大陸全國地表水中，至少有三成以上的水質，是「不適於飲用」的水類。其中，水質最為糟糕的河流，是以海河為最，其次為遼河及黃河、淮河（請見下圖5-4）。

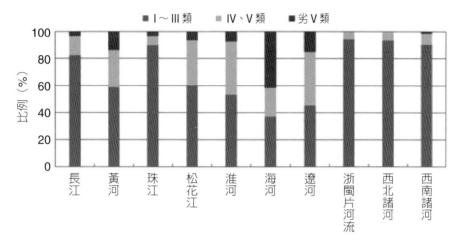

圖 5-4　中國大陸 7 大流域水質狀況
資料來源：「2016年中國環境狀況公報」第18頁

　　而在地下水部分，從國土資源部門對31個省（區、市）、225個地市級行政區的6124個監測點監測到的水質狀況（監測項目為：錳、鐵、總硬度、溶解性總固體、亞硝酸鹽氮、硝酸鹽氮、氨氮、硫酸鹽、氟化物…等），被歸類為「較差級」與「極差級」的比重，分別占了45.4%及14.7%。代表有超過六成的地下水，都是屬於「較差級」水質。其中最差的流域為松花江及遼河（請見下表5-1）。

表 5-1　中國大陸各流域地下水水質評價結果

流域	測站比例（%）		
	良好以上	較差	極差
松花江	12.9	72.0	15.1
遼河	10.6	60.6	28.8
海河	31.1	52.0	16.9
黃河	25.5	44.1	30.5
淮河	25.1	65.4	9.5
長江	20.0	65.70	14.3
內陸河	26.1	48.6	25.4
全國	24.0	56.2	19.8

資料來源：「2016 年中國環境狀況公報」第 29 頁

　　另外依照中國大陸水利部所發布的《2016年中國水資源公報》內容指出，在湖泊及水庫的「營養狀況（主要項目是總磷、化學需氧量合氨氮）」評價結果上，富營養湖泊的占比是78.6%、富營養水庫的占比是28.8%（http://cn.chinagate.cn/reports/2017-07/29/content_41310965.htm）。

　　以上的數據都顯示出，飲用水水質問題在兩岸都是共同的大問題。那麼，我們現在所喝的水，到底為什麼汙染如此嚴重、為何不能做為生飲的水呢？我想先從以下「現代人飲用水的長途旅行」，來看看你所喝的水真的健康且值得長期飲用嗎？

　　撇開民眾自行購買的瓶裝或桶裝水，目前大多數人的飲用水都是來自於「自來水」。自來水是指透過自來水處理廠淨化、消毒後生產出來，符

合國家飲用標準供人們生活、生產使用的水。

　　自來水的生成，主要是經過取水、導水、淨水及送水（配水）這四大流程，也就是透過水廠的取水泵站汲取江河湖泊及地下水，經過沉澱、消毒、過濾等流程，最後通過配水站輸送到各用戶（請見下圖5-5）。接下來，讓我們一關、一關地仔細審查整個供水流程，爲何會讓自來水飲用堪慮？

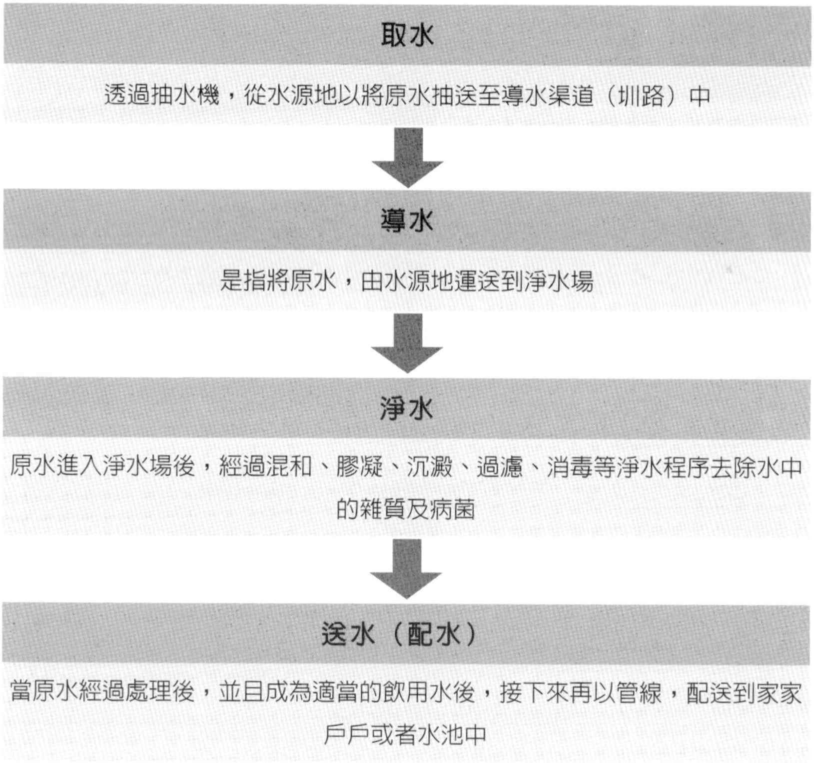

取水

透過抽水機，從水源地以將原水抽送至導水渠道（圳路）中

導水

是指將原水，由水源地運送到淨水場

淨水

原水進入淨水場後，經過混和、膠凝、沉澱、過濾、消毒等淨水程序去除水中的雜質及病菌

送水（配水）

當原水經過處理後，並且成爲適當的飲用水後，接下來再以管線，配送到家家戶戶或者水池中

圖 5-5　自來水如何到我家？

資料來源：《聰明喝水治百病》，第71-75頁

影響水質第一關 —— 水源

臺灣四面環海，但海水是鹹的，既不適合飲用，處理成淡水的成本又非常高。因此，國內自來水的水源，都是以水庫及河川等為主。然而在你我飲水源頭的第一關—水源，不管是水庫或河川的水，早就已面臨遭受各種汙染的威脅。

根據專家統計的結果，地球上的水，海洋約占97%，兩極冰帽占2.27%，而河川、湖泊和地下水共占0.73%。由於海水過鹹，再加上兩極冰帽取水困難，所以現今人們所飲用的水源，絕大部分只能取自地球上占比非常少的河川、湖泊和地下水源。

儘管地球上生物賴以維生的水永遠可以不斷地循環再利用，但是根據物質不滅定律，在大氣層籠罩之下，地球上的水分不會增多，也不會減少。我們目前使用的水，也正好是500年、5000年前或5000萬年前生物所使用過的水。

而在「越使用越髒」之下，水只會越來越髒而不會越來越乾淨，所以，人們現在使用的水，純淨度不但遠不如遠古時期的水，水汙染的情況只會逐漸嚴重。

甚至，最近還有新聞報導指出，雨或融冰從地球岩層滲透，聚集在地下蓄水層形成地下水，過程長達數千甚至數百萬年。研究人員發現，即便是在距離地球表面250多公尺深的地底，擁有超過1萬2000年歷史的「古」地下水，也被發現含有當今雨水的痕跡。由此可見，人類活動恐怕連在地底長達千年的未受汙染地下水都汙染了。

水汙染通常有兩大類：其中一類是自然因素所造成的，像是地下水流動把地層中某些礦物質溶解，使得某些地區的水中鹽分及某些元素含量偏

高，或是因動、植物腐爛所產生的毒物，而影響了當地的水質等。

　　至於另一類則是人為因素造成的，原因除了最主要的工業排放廢水外，還包括了生活汙水、農田排水、降雨淋洗大氣中的汙染物，以及堆積在大地上的垃圾經降雨淋洗後，流入水源的各種汙染物。也就是說，製造汙染的元凶其實正是人類。人類汙染了空氣、河川及湖泊等，最後，自己則是「自作自受」地喝下以上這些被汙染的水源。

　　還記得2013年時，「高雄市環保局發現後勁溪水遭強酸廢水汙染，溯源追查為日月光K7廠所排放」，那一件喧騰一時的案子吧。事實上，類似日月光排放廢水汙染水源的事件，在臺灣早已層出不窮。

　　根據臺灣行政院主計總處在2016年12月編印的「綠色國民所得帳編製報告（環境與經濟帳）」顯示，2015年有關水汙染的環境品質質損年增率微降4.94%，雖然代表水汙染品質有稍許改善，但排放至環境的水汙染物，主要是以生化需氧量（BOD）、化學需氧量（COD）及懸浮固體（SS）最為普遍，且水汙染前3大排放行業主要為「家庭」、「農林漁牧業」及「製造業（含電力與燃氣供應業）」。

表 5-2 與「水」有關之環境與經濟帳指標

議題	指標項目	單位	102年	103年	104年
水	一PH	%	99.8	99.5	100.0
	一重金屬	%	100.0	100.0	100.0
	汙水處理	%	47.0	48.9	51.1
	飲用水質（自來水）合格率	%	99.87	99.86	99.88
	水汙染排放量年增率				
	一生化需氧量（BOD）	%	-0.93	-1.72	-1.34
	一化學需氧量（COD）	%	-0.88	-1.46	-1.43
	一懸浮固體（SS）	%	-0.73	-1.82	-1.62
	水汙染排放密集度				
	一生化需氧量（BOD）	公噸／百萬元	0.02	0.02	0.02
	一化學需氧量（COD）	公噸／百萬元	0.05	0.04	0.04
	一懸浮固體（SS）	公噸／百萬元	0.02	0.02	0.02
	主要河川輕度（含）以下汙染長度比	%	70.1	72.1	74.8
	河川水質達成率				
	一溶氧（DO）	%	87.7	87.9	87.2
	一生化需氧量（BOD）	%	46.7	65.8	68.6
	一懸浮固體（SS）	%	67.9	68.7	71.8
	一氨氮（NH_3-N）	%	58.1	57.9	59.1
	水庫優養指數				
	一優養狀態之水庫數	座	2	5	7
	一普養狀態之水庫數	座	16	13	12
	一貧養狀態之水庫數	座	2	2	1
	海域水質合格率				
	一溶氧（DO）	%	99.8	99.6	99.0

「一」表示為落後一年度資料。

資料來源：2016 年 12 月行政院主計處「綠色國民所得帳編製報告（環境與經濟帳）」，第 20-21 頁

　　而如果從汙染源別來看，2015年水汙染的排放量又以「市鎮源」最高，占了77.4%；其次是「農業」，占12.9%，最後是「工業」，占9.7%（請見下表5-3）。

表 5-3　水汙染的排放量

	BOD				COD				SS			
	合計	農業	工業	市鎮	合計	農業	工業	市鎮	合計	農業	工業	市鎮
100 年	277.9	25.6	22.3	230.0	700.8	73.1	73.1	554.6	284.1	33.5	24.0	226.6
101 年	267.9	23.2	21.2	223.4	680.0	67.9	69.9	542.1	274.1	30.7	22.9	220.5
102 年	265.4	25.4	21.3	218.6	674.0	71.0	69.9	533.1	272.1	33.2	22.9	216.0
103 年	260.8	25.6	21.1	214.1	664.2	69.6	70.5	524.0	267.1	33.0	22.4	211.7
104 年	257.3	31.2	21.2	204.9	654.6	80.5	69.6	504.5	262.8	39.9	23.3	199.5

單位：千公噸

資料來源：2016 年 12 月行政院主計處「綠色國民所得帳編製報告（環境與經濟帳）」，第 36 頁

　　另外從「河川」、「水庫」及「海域」來看，除了「海域」部分的水質，差不多達到100%的合格率（溶氧率受二仁溪口沿海海域及高屏溪、東港溪口沿海海域合格率的影響而降低）外，其餘大部分都未達目標值（請見下表5-4及圖5-6）。

表 5-4　河川水質達成率

	DO	BOD	SS	NH3-N	pH 值	大腸桿菌群	總磷	銅	錳
100 年	84.3	67.1	70.6	54.1	99.2	35.4	29.6	90.9	36.9
101 年	88.9	73.8	66.1	57.7	99.2	35.1	23.0	91.4	36.1
102 年	87.7	64.7	67.9	58.1	98.7	36.2	29.9	93.4	38.6
103 年	87.9	65.8	68.7	57.9	97.2	35.7	23.9	93.4	36.6
104 年	87.2	68.6	71.8	59.1	97.9	39.9	20.9	94.5	35.2
國家環保計畫目標值	79	61	63	60	－	－	－	97	97

單位：%

資料來源：2016 年 12 月行政院主計處「綠色國民所得帳編製報告（環境與經濟帳）」，第 38 頁

冷笑話　世足冷笑話

文甫說：「老媽、老媽！我押中 4：3，500 倍耶！」

媽媽說：「恭喜兒子！恭喜你好幸運！快，我們趕快來去折現！」

文甫說：「好！可我押反了耶……」

王文甫、廖敏如　提供

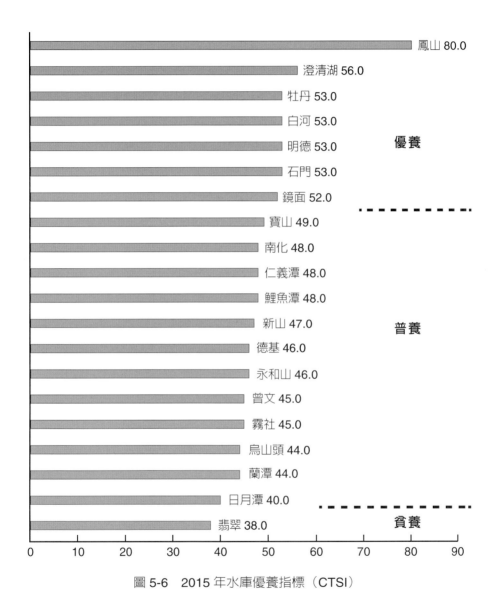

圖 5-6　2015 年水庫優養指標（CTSI）

資料來源：2016 年 12 月行政院主計處「綠色國民所得帳編製報告（環境與經濟帳）」，
　　　第 38 頁

　　簡單來說，車輛或電氣製品等廢棄物所流出的水銀和鉛，以及酸雨所造成的河川及湖沼的酸化、農業排放水、家畜的屎尿等，全都是你、我飲用水的最上游汙染來源（如下圖5-7）。

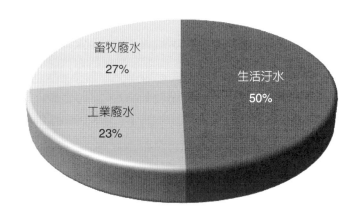

圖 5-7　我國水汙染源

資料來源：行政院環保署「環境資源資料庫」2016 年資料（https://erdb.epa.gov.tw/
DataRepository/PollutionProtection/WasteReduction.aspx）

　　假設是肉眼看得到的骯髒還算好，因為這些東西比較容易去除，最糟糕的就是肉眼看不到的汙染，像是合成洗劑、農藥、塑膠樹脂等人類所製造的有機化合物，實在很難去除。此外，不同化學物質間也會引起化學反應，進而製造出新的化合物，這些化合物有可能會成為致癌性物質，或導致細胞畸形等。

　　因為如果仔細將水汙染的原因進行歸類，**首先，生活排水就占了絕大部分**。這裡所謂生活排水，就是一般家庭所產生的各式排水，也是所有水汙染的總汙染源。

生活排水最大的問題就是「合成洗劑」（例如十二援基硫酸鈉（Sodium Laundry Sulfate，SLS）、有機腐蝕物、乾洗店使用的清潔劑——四氯乙烯等），這些汙水所含的磷和氮，會造成湖沼和河川的優養化。

而且不只是磷，界面活性劑也會殺死自然界裡的細菌，並且瓦解自然界的生態系。除了合成洗劑外，漂白劑、各種洗潔劑、油炸食品的廢油等也會使得生活排水含有毒性。

其次，則是工廠廢水。這是因為化工廠都建立在江河湖海的旁邊，以便快速、方便地取得所需的大量用水。而在使用過之後，甚至就直接將未經處理的汙水排到江河湖海之中。

根據聯合國環保部門的調查報告指出，全球每年排入江河湖海的汙水量就高達4200多億立方米，並且造成5萬5000億立方米的淡水受到汙染。這個比例占全球徑流總量的14%以上，且呈逐年上升的**趨勢**。

過去，工廠廢水所造成的公害病，是以因水銀等所引起的痛痛病、水銀病等；至於近幾年，最大的社會問題則是由科技工廠所產生的「有機氯系溶劑」造成的汙染。

這裡的「有機氯系溶劑」包括有：三氯乙烯、四氯乙烯、三氯乙烯等，具有致毒性的物質，其主要是用來洗淨半導體等IC機器，此外，乾洗店和鍍鋅工廠也會使用這些溶劑。

其他又如加油站的汽油揮發物，以及車輛排放的廢氣，含有不完全燃燒的多環芳香烴、甲醛、苯、丁二烯和四乙基鉛，醫療廢氣物聚氯乙烯（PVC）經燃燒後所產生的戴奧辛等。這些物質揮發至空氣中，不但造成空氣汙染，更會隨著雨水降至地面，造成河川和地下水源的汙染（如下圖5-8）。可怕的是，這些受到嚴重汙染的水，就是我們賴以維生之地下水或自來水的源頭。

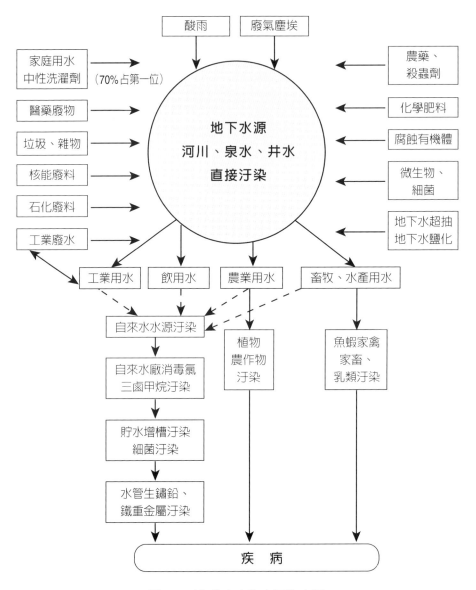

圖 5-8 造成疾病的水汙染來源

資料來源：《好水，好健康》，第76頁

第三個汙染原因，則是來自於農藥及藥物。這裡所指的農藥包括除草劑、殺蟲劑、殺菌劑、殺鼠劑等。這些農藥因為無法被自然界所分解，於是便流入附近的河川或摻雜在農業用水中，對人們的飲用水水源造成了極大的影響。然而，農藥的汙染並不單出現在農田裡，最近幾年，就連高爾夫球場也使用被禁用的農藥，或超出基準量的農藥汙染也日益嚴重。

在《別喝瓶裝水》這本書中就指出，美國地質調查局自1990年代末，就運用高敏感度試劑來檢測境內飲用水的含藥物量。2002年地質調查局所公布的檢驗結果中顯示，日常飲水中共有82種藥物，包括了各種天然荷爾蒙和合成荷爾蒙、抗生素、高血壓藥、頭痛藥、抗憂鬱症等藥。

除此之外，美國地質調查局還驗出飲水中含有咖啡因、尼古丁、洗髮精、防曬油、殺蟲劑，而且這些物質幾乎無所不在，不但鄉村的飲水中有，都市的飲水中也有，甚至地表水、地下水、井水裡也都有。這些藥物主要是經由化糞池滲漏出去（因為你的大小便中含有你吃的藥），或混雜在動物飼料中變成動物糞便，再由汙水處理廠處理後排放入溪河之中，從水的源頭便遭受到汙染。

儘管我們的飲用水中含這些藥物的量非常非常小，有時甚至不到1ppb或1ppt，但問題是：汙染源的供應者卻持續不斷供給。科學家們最近還發現，魚類發生突變與水中的荷爾蒙有關，有些雄性魚類竟然長出雌性器官。

與其他藥物不同的在於，荷爾蒙不容易被分解。儘管科學家們認為，溶解於水中的荷爾蒙數量雖然很少，但長期暴露於微量荷爾蒙的環境中，仍然會對生物有所影響。

5-1　認識水中的毒有機物質──環境荷爾蒙！

　　過去，臺灣水源的汙染源主要來自於細菌、農藥、三鹵甲烷、氯及泥沙等；但如今，飲水中的汙染源卻是以各種環境荷爾蒙的化學有機物質最為普遍。

　　飲用水中的溶質，除了礦物質等無機溶質，還有少量的有機物質。有機化合物包括了「天然」與「人工合成」兩種，總數超過500萬個項目。單單是在工業、農業、醫藥衛生，以及日常生活用品等產業上的合成有機化合物，就超過數十萬種，且每天又有上百種新製品上市。

　　以上這些分子量比較小的化合物，由於分子構造簡單、活性高，一旦進入生物體中，就容易和細胞內的生化分子反應而產生毒性。分子量大的有機高分子聚合物，是日常生活接觸最多的化合物。這類化合物大部分是固體，由於物性穩定、不被人體吸收且加工容易，而大量被應用在各種日常製品中。

　　至於高分子聚合物的合成，則是由小分子（單體）經聚合反應製得。聚碳酸酯樹脂（PC）是一種透明質優的工程塑膠，應用在需要透明、耐高、低溫差大、耐衝擊的製品上，包括食物器皿、飲水瓶，以及研究室的許多實驗器具等，都廣泛地採用這種樹脂製造。

　　這些被製成各種塑膠用品，具有潛在危險性的塑膠微粒，可以說已經嚴重汙染了全球的自來水。例如最近有媒體就引述紐約州立大學和明尼蘇達大學研究人員所進行的一項研究，測試了全球5大洲的159個自來水樣品。結果發現，因為塑膠微粒的入侵，全球約83%的飲用水遭到汙染。

在這些樣本中，有83%受到塑料微粒纖維的汙染，其中美國的汙染率最高，達94%。且在美國，從美國環保署總部、國會大廈和紐約川普大廈所收集的樣本中，幾乎都發現了塑料微粒纖維。其中，美國每500毫升的自來水樣本中，研究人員發現了4.8種塑料微粒纖維。

受塑料微粒纖維汙染率次高的國家，則是印度和黎巴嫩；至於歐洲國家，特別是英國、法國和德國，汙染率則是最低。研究人員在歐洲每500毫升的自來水樣本中，發現了1.9種塑料微粒纖維。至於臺灣，雖然根據媒體的報導，臺灣自來水公司表示，飲用水的塑化劑檢測數據一切都正常，可以確保水質安全無虞，但重點是：臺灣自來水並未檢測塑料微粒纖維含量這一項目。

事實上，塑膠微粒還不只汙染自來水，多個國家日常食用的鹽巴、海鹽、蜂蜜、啤酒等樣本中，也都檢驗出了塑膠微粒。就算人沒喝到受汙染的自來水，而是魚或動物把以上的塑膠微粒吃下肚，當人又吃了這些魚，身體也會攝入這些富含塑化劑（環境荷爾蒙）的化學物質。而這就是《失竊的未來》一書中，所提到的整個食物鏈的汙染過程。

1993年，美國史丹佛大學內分泌學者費特曼（D. Feldman）首先發現，實驗用聚碳酸酯樹脂培養皿在高壓鍋滅菌過程中，會滲出未完全聚合的單體「雙酚A（Bisphenol A）」。

雙酚A除了做為聚碳酸酯樹脂的單體之外，環氧樹脂、聚酯樹脂、橡膠、抗黴劑、抗氧化劑、染料等也都有使用。這篇報告也提出了警示：這類樹脂加工製成的實驗用具或日常生活用具，在水中以120至125℃加熱30分鐘後，很可能會滲出雙酚A。在這篇報告曝光之後，

各國科學家也陸陸續續從其他化學製品，包括農藥、塑膠原料、可塑劑、界面活性劑……等，發現到類似內分泌干擾成分。也就是說，雙酚 A 具有假性荷爾蒙性質。而這類有機化合物，後來被稱為「環境荷爾蒙」。

這些結構類似人體荷爾蒙的「內分泌干擾物質」，是一群外因性的化學物質，它可能干擾人體正常荷爾蒙功能，且大部分是人工合成的化學品，用於各式生活用品的生產；例如塑化劑——鄰苯二甲酸酯（Phthalate）、防腐劑——對羥基苯甲酸酯（Paraben）、雙酚A（BPA）、抗菌劑——三氯沙（Triclosan）、部分重金屬、阻燃劑、防沾塗層的原料——全氟烷化合物等，都屬於荷爾蒙干擾物質。

而目前世界四大環境荷爾蒙，分別是戴奧辛（TCDD）、多氯聯苯（PCBs）、殺蟲劑（DDT）及壬基苯酚（NP）。其中的壬基苯酚近來已急速竄起，其對人類的危害程度有取代前三項的趨勢。而根據環保署的調查，臺灣23條河川中，環境荷爾蒙（壬基苯酚）是美國的83倍、日本的16倍與歐洲的10倍之多。

且有研究顯示，以上這些內分泌干擾物質可以改變人體基因的表現，並且影響荷爾蒙的功用。一般來說，在個體發育的階段，需要仰賴平衡且良好的荷爾蒙的輔助。但是，假設人體荷爾蒙受到干擾，有可能增加嬰兒出生時的畸胎機率。

而且，就算嬰兒出生時無特別症狀，仍會有「促進日後各種疾病發生」的不良影響，例如男性精子數目減少、活動能力下降、胎兒畸形率上升、兒童過動、氣喘、神經退化性疾病；在生殖系統癌症方面，則有可能引發不孕、前列腺癌、子宮癌、卵巢癌、乳癌等。

因此，知名的環境保護書籍《寂靜的春天》、《失竊的未來》也都強烈指責，許多含氯有機化合物對於動物生殖系統所造成的毒害，同時指出這些化合物在環境中不斷的蓄積，甚至能夠連續遺傳數代，將會嚴重危及人類未來的生存。

排在農藥及藥物汙染原因之後的**第四名是「垃圾」**。因為，有的人硬是把江河湖海當成是一個天然的垃圾場，隨便將生活垃圾和工業垃圾直接傾倒在江河湖海。之後，經過洪水和雨水的沖刷之下，這些垃圾不是汙染了水源，就是被一些動物當作食物而誤食。

最後一個汙染原因是「濫捕」。乍看之下，這一項原因似乎與汙染沾不上邊，但是，整個地球是一個平衡生態，當江河湖海裡面缺少了一個物種，就意味著其他多個物種的滅亡。最後，當江河湖海變成「死水一潭」、「毫無生機」之後，水的自然淨化力便大大降低。

表 5-5　水中的各種汙染物質

分類	內容
致病微生物	又稱為生物汙染，主要來自製革業、生物製品業、生活汙水和飼養場，包括各種病菌、病毒和寄生蟲等，常能引起各種傳染病。
植物營養素	主要來自食品、化肥生產的廢水和生活汙水，包括有硝酸鹽、亞硝酸鹽、銨鹽和磷酸鹽等。如果這些營養素在水體中含量很高，使水體富營養化，藻類就會大量繁殖，導致水質惡化。
無機汙染物	主要來自電鍍、煉焦、化肥、塑膠、硝酸和硫酸等工廠排出的廢水，包括各種氫氰酸、氰化鉀、硝酸、硫酸等。水體中過量的無機酸會改變水體的 pH 值，消耗水中的溶解氧，使微生物不能生長，而危害淡水生物。

表 5-5　水中的各種汙染物質（續）

分類	內容
重金屬離子	主要來自農藥、醫藥及各類重金屬礦山的廢水，包括汞、鉻、鎘、砷、鉛等各種重金屬離子。它們在水中比較穩定，是汙染水體的劇毒物質。
耗氧汙染物	主要來自食品工業、化纖工業、造紙工業排放的廢水，包括碳水化合物、油脂、蛋白質、纖維素、木質素等。當水中微生物分解這些物質時，要消耗水中的溶解氧，而產生硫化氫、氨等氣體，使水體中缺氧，水質惡化。

資料來源：《水分子的體內革命》，第 201-203 頁

　　以上，談了這麼多上游的各種水汙染來源，但讀者也許好奇：水汙染對於人體健康的直接影響又是什麼？事實上，飲用水處理不當，其對人體健康的影響，除沙門桿菌、大腸桿菌、霍亂、痢疾等病菌可能造成立即性的疾病外，其他影響全都是經年累月所造成的「慢性中毒」。作者將這些可怕的健康隱形殺手簡單整理成下表5-6。

表 5-6　因水汙染而引起的各種疾病

汙染物	對人體健康的影響	汙染後可能發生的疾病或症狀的具體表現
汞	對人體的傷害極大，傷害的主要器官為腎臟、中樞神經系統。	引起人體中毒的汞既包括無機汞，也包括有機汞。汞中毒的表現為：口齒不清、視、聽覺受損、神經錯亂、瘋狂、抽搐、驚厥、全身弓彎、孕婦中毒而致胎兒癡呆、腎衰竭、癡呆症、中樞神經病變。

汙染物	對人體健康的影響	汙染後可能發生的疾病 或症狀的具體表現
鉛	對腎臟、神經系統造成危害，對兒童具高毒性，致癌性已被證實。	神經錯亂、貧血、腎衰竭、兒童智力下降（智弱、癡呆）、神經麻木、癌症。
鎘	對腎臟有急性的傷害。	身體縮短、骨骼嚴重畸形、全身疼痛、腎病、骨骼病變、腎衰竭並死亡。
砷	對皮膚、神經系統等造成危害，致癌性已被證實。	新陳代謝失調、皮膚角質化、嚴重殘廢、烏腳病、缺血性心臟病、神經麻痺、癌症。
硒	高濃度會危害肌肉及神經系統。	肌肉僵硬無力症、神經病變。
鋁	影響骨骼發育及紅血球生長。	老人癡呆、貧血、骨再生不良病症。
亞硝酸鹽	造成心血管方面的疾病，嬰兒的影響最為明顯，且會致癌性。	藍嬰症、癌症。
總三鹵甲烷	引發細胞突變。	癌症、流產。
三氯乙烯（有機物）	吸入過多會降低中樞神經、心臟功能，長期暴露對肝臟、腎臟有害。	畸形兒、弱智兒、流產、陰莖短小症、心臟病、肝病。
四氯化碳（有機物）	對人體健康有廣泛影響，具致癌性，對肝臟、腎臟影響極大。	肝病、腎衰竭、癌症。
細菌（沙門桿菌、大腸桿菌）	病菌感染、腸胃炎。	霍亂、傷寒、副傷寒、腸胃炎、痢疾、腹瀉、嘔吐。
病毒	病毒感染。	傳染性肝炎、腺病、脊髓灰質炎、病毒性肝炎、腸病毒。
寄生蟲	寄生蟲感染。	血吸蟲病、迴蟲病、條蟲病、瘧疾、鉤端螺旋體病、阿米巴痢疾。
微囊藻毒	致癌性，對肝臟及胃腸造成傷害。	腫瘤、癌症、猛爆性肝炎、肝病。

資料來源：彙整自《水分子的體內革命》，第 204-206 頁及《水的聖經》，第 64 頁

◎ 影響水質第二關——淨水場

讀者看到以上各種恐怖水汙染物質，應該都有「心驚驚」的感受。事實上，從各位家中水龍頭流出的自來水，都是經由取得原水後在淨水場經過消毒、殺菌等步驟，再送到各個家庭裡的。其過程如下：

不論水源是來自地下水、河川、湖沼水或水壩等蓄水池水源中取得的水，首先要去除垃圾、砂石等不純物質；接著，要用凝集劑將難以沉澱的微粒子形成汙濁物塊，使其下沉（急速過濾法）；之後，將上方澄清的液體積存在過濾給水池中，最後才送到各家各戶。

為了確實達到殺菌的功效，在沉澱、過濾的過程中，自來水廠都要投入一定量的「氯」（通常會在將原水抽送至儲水池之後，以及給水之前投入）。其中，最初投入的氯稱為「前氯」，目的是為了「去除原水的氯及浮游生物」，以預防赤痢或霍亂、傷寒等傳染病。至於第二次投入的氯稱為「後氯」，則是為了防止從給水池到達各戶自來水龍頭的過程中，因為水中留存病原菌所造成的汙染。

在這段殺菌的過程中，致癌物總三鹵甲烷，就是「前氯」與原水中有機物發生反應所生成的；而自來水中的「氯臭味」，則是因為投入「後氯」之後所產生的。一般來說，自來水中投入的氯含量，會與汙染成正比。

表 5-7　氯的基本資料

項目	內容
名稱、符號、序號	氯、Cl、17
同義名詞	Molecular Chlorine、Chloro、Bertholite
屬性分類	毒性氣體、氧化性物質
顏色	黃綠色或琥珀色
形狀	氣體或液體
氣味	辛辣、窒息之臭味
腐蝕性	氯溶於水，具強腐蝕性
反應性	1.大部分可燃物可於氯中燃燒，生成氯化氫等刺激性及毒性氣體。 2. 在水中非常不安定，易氧化無機物、有機物。

資料來源：《水的聖經》，第 68 頁

　　特別是夏、秋颱風過後，原水濁度、水中的微生物及細菌大增，淨水場爲了怕民眾直接飲用，可能對人體造成危害，所以在處理自來水時都必須加重「氯」的使用量。

　　由於自來水中氨性氮的汙染量，已有逐漸升高的趨勢，因此，勢必造成自來水中的氯用量隨之提高。但是，在自來水中加氯，雖然可以順利「殺菌」，但卻會使自來水的味道和氣味惡化。根據《別喝瓶裝水》一書的說法，就算1公升水只含有百萬分之一毫克的氯，人類的嗅覺就能偵測得到。這是因爲當自來水中含氯量增加時，會產生大量的氯和氨性氮的殘留結合物——氨胺黃，造成水中有股「氯臭味」。

5-2　為什麼自來水中總是有股怪味道？

　　簡單來說，導致水不好喝，或有怪味的原因，大致可分為下列幾種：

　　一、硫化氫：硫化氫是含硫的湖沼或深井等處，因缺乏氧或由於細菌的作用而產生的。儘管它會發出如雞蛋腐爛般的臭味，但在淨水處理時，卻是比較容易除去的味道。

　　二、過錳酸鉀：過錳酸鉀是測試水質的藥品之一，目的是用來測定水中的有機物質。而含有大量過錳酸鉀的水，包括都市中被汙染的排放廢水，以及來自泥炭地含有很多甲酸的水等，這些水都會產生澀味。由於含太多過錳酸鉀的水，必須用更大量的氯來消毒處理，反而使得水的味道更加惡化。

　　三、油：當煉油槽或加油站的石油外漏，並滲入地下水之中，則水就會摻入石油的味道。

　　四、藻類：當淨水場的蓄水池被汙染，汙水中的養分就容易滋生藻類，使水變成藍綠色，並且產生霉味。通常，這種臭味無法以一般淨水處理法去除，因此造成自來水飲用時會有特別的怪味。

　　五、環己烷氨：環己烷氨是製造糖精的原料，也是由工廠排放廢水而來的成分。當它與消毒用的氯反應後，會發出腐爛的味道或橡膠燒焦的味道。

　　六、苯酚類：苯酚類雖然與工廠的排放廢水摻雜在一起，但即使含量只有一點點，也會和消毒用的氯起反應而發出極臭的氣味。而這也是自來水中最常出現的臭氣。

　　自來水在消毒、殺菌的過程中，除了有難聞的氯臭味外，所採用的急速過濾法，更使自來水「難以下嚥」。一般自來水的過濾方法，包括了急速過濾法，以及緩速過濾法。

　　所謂的「緩速過濾法」，是讓水流過鋪有約2公尺深的砂、砂礫、石頭層的大型過濾池，算是一種自然，但相當費時的過濾法。透過棲息於砂礫或石頭的微生物，能夠去除水中較多的有機物，因此總三鹵甲烷的生成量也會比較少。

　　然而，多數的淨水場由於水的消耗量太大，以及水源汙染日益嚴重，且缺乏較大片的土地進行緩速過濾法，因此，紛紛導入急速過濾法。所以可以這麼說，自來水之所以難喝，原因就出在使用急速過濾法。

　　「急速過濾法」則是用硫酸鋁等凝集劑，先將浮游生物凝固並沉澱，用沙子簡單過濾後，再用氯消毒的一種過濾水的方法。這個方法比緩速過濾法快約30倍，但缺點則是無法完全去除凝集劑，因為水中存在著太多的錳、氨、霉臭味及藻類等，而讓水變得更難喝。

　　且更重要的是，當水源汙染越嚴重時，凝集劑的投入量就會愈大，同時為了去除水中的微生物細菌汙染，自來水廠必須在水中加入15-80ppm的氯，水的味道自然也就變得更難喝。

　　事實上，「味道差」與「難喝」，還不是自來水的最大問題。因為加氯之後所產生的總三鹵甲烷，早就被證實是最毒的致癌物之一。有關總三鹵甲烷的毒性，稍後會在後面的篇幅介紹，但看到這裡，讀者可能最想先問的是：難道不使用氯就不能進行殺菌嗎？事實上，除了用氯殺菌外，水的淨化方法還有臭氧處理、活性碳、微生物處理法等。之後將在第八章「挑淨水器」中，一一進行介紹。但在這裡，將先介紹大多數歐洲淨水場也會使用的「臭氧處理法」。

　　「臭氧」又名「活性氧」，以希臘拼音爲OZONE，代表著是「新鮮氧氣」的意思。它是一種淡藍色氣體，存在地球表面的大氣層中。而少量的臭氧，在經過陽光紫外線照射之後，存在於森林、海濱和瀑布山泉間。

　　臭氧的分子式爲O_3，由三個氧原子結合而成。由於臭氧分子在自然界中極不穩定，在與水衝擊反應後，便會產生高氧化力的氫氧基（OH^-），而氫氧基易溶於水，可強化水的電荷動能，增強水的淨化功能。在此同時，臭氧本身具有快速氧化的功能，殺菌力是氯的600-3000倍，而臭氧反應完畢後，即刻還原成氧氣，既不會產生殘留物，更不會造成二次汙染。正因爲臭氧同時具有殺菌、解毒、保鮮、漂白、除臭等多重功能，因此非常適用於空氣及水質的淨化。

臭氧的化學反應方程式：

$$O_3 + 2H^+ + 2E \rightarrow O_2 + H_2O$$
$$O_3 + H_2O + 2E \rightarrow O_2 + 2OH^-$$

　　目前國內與日本相同，仍是以氯殺菌爲自來水殺菌法的主流，歐洲則大多使用臭氧淨化法。最先使用臭氧淨化法的是德國，而德國的臭氧處理也是最大衆化的淨化法。據了解，現在連美國及加拿大也導入了臭氧處理法。

　　臭氧處理法最大的優點是：它不但能去除令居民感到不滿的臭味，也能有效抑制使用前因使用氯消毒所產生的總三鹵甲烷。老實說，自來水廠當然也了解臭氧的淨水效果強，只不過由於造價過高，並不符合經濟效益。因此，目前大多數國家的淨水場都還只能以低成本的「氯」來進行水的消毒。

5-3 氯的危險副產物 —— 總三鹵甲烷

「總三鹵甲烷」這個名字是在1974年，被美國的洛巴特哈里斯博士所發表的「哈里斯報告」中提到，而一夕成名。該份報告中提到，因為自來水中所含的有機物 —— 氯發生了化學反應，因而產生出致癌物質 —— 總三鹵甲烷。

洛巴特哈里斯博士將「喝用氯處理過水」的人，與「喝地下水」的人相比較後發現，喝氯處理過的水的人中，竟然每10萬人就有33人因癌症死亡，遠高過喝地下水的人的比例，因而震撼了全世界。

從化學成分來看，「總三鹵甲烷」是由最單純的有機化合物之一的甲烷的四個氫原子當中的三個，與氯、溴、氟等的鹵素替換而成的物質。其中主要的生成物包括氯仿（$CHCl_3$）、一溴二氯甲烷（$CHBrCl_2$）、二溴一氯甲烷（$CHBr_2Cl$）、溴仿（$CHBr_3$）等，這四者合起來就稱為「總三鹵甲烷（TTHM）」。

雖然臺灣地區自來水將總三鹵甲烷限量至0.1毫克／公升，似乎是達到標準值，但與WHO（世界衛生組織）所設的標準值0.03毫克／公升相比，仍舊高出3倍之多。

事實上，水中有各種汙染物（有機物），而水中的氯能與有機物結合，而產生各種有機化合物，總三鹵甲烷就是其中的一種。且當原水汙染越嚴重時，淨水場就必須投入更多量的氯。

此外，根據國內、外的資料顯示，從汙染嚴重的河川中取樣得來的自來水，其總三鹵甲烷的檢出量更多。也就是說，總三鹵甲烷雖然是自來水汙染的指標，但如果今後水源汙染更嚴重的話，將會產生更多的總三鹵甲烷。

5-4　加氯自來水非但不能生飲，連泡菜及泡澡都要注意！

有研究指出，當自來水中所含的三氯甲烷，或總三鹵甲烷經過加熱後，不但量會相對的增加，且這些揮發性的有機物，更可經皮膚滲入體內。

研究發現，由於泡澡時的水量大、水溫高，以泡10分鐘計算，體內氯仿總量中將有4成是經鼻腔吸入，3成是經皮膚吸入，3成則是喝入；但是如果泡澡時間增加至20分鐘，則吸入會變為6成，皮膚吸收為3成，而喝入只有1成。

以上數據顯示，在密閉的空間泡澡，經由呼吸和皮膚吸入的致癌物質的可怕性。所以，奉勸各位，為了健康而泡澡，如果不想辦法先除去水中的「氯」的話，就寧可不泡；假設一定要泡的話，則要快快的泡，時間不要太長。

此外，由於自來水中的氯會破壞維生素C、維生素B_1、B_2和其他水溶性維生素群，所以，如果想將水果浸泡在水中來去除農藥，水溶性維生素因為和氯反應而氧化，反而會流失掉15%-30%的維生素C和維生素B群。

例如用自來水浸泡高麗菜絲15分鐘，維生素C會流失14.7%，1小時的話就會減少31.8%；而乾香菇浸泡在自來水中30分鐘的話，維生素B_1也會減少34%；如果是將米浸泡在水中15分鐘的話，則維生素B_1就會減少8.6%。以上事實告訴我們：就連浸泡蔬菜的時間也不要太長。

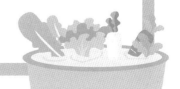

5-5　如何降低飲水中的氯和總三鹵甲烷？

由於自來水中，無可避免「氯」的使用。而每天飲用含有「總三鹵甲烷」致癌物質的自來水，雖然不會造成身體立即的傷害，但日積月累下來就形同慢性自殺。因此，如果想要避免「自來水中含氯和三鹵甲烷」的致病威脅，唯一的方法就是將自來水煮沸，只不過，一定要非常注意煮沸的時間與方法。

由於三鹵甲烷的量會因為水溫升高而逐漸增加，並且在煮沸至100°C時達到最高點。假設在水滾後立刻停止加熱，總三鹵甲烷的量將增加到最大值。所以這個時候，應打開壺蓋繼續煮沸至少5分鐘以上，使水中的總三鹵甲烷和氯完全揮發。

此外，千萬別用電熱水瓶來煮開自來水；這是因為電熱水瓶無法打開蓋子煮開水，這樣只會造成三鹵甲烷量的增加。所以，讀者可千萬記得要避免才是！

影響水質第三關──輸水管

在淨水場殺菌並處理過的水，會經過埋在地下的長長自來水管送到各個家庭中。然而，就算我們相信自來水水質的安全無虞，但是，經測試合格的水一旦通過的是老舊的水管，之後再儲存於未經定期清理的貯水槽，那麼，再好的水質飲用起來也會堪慮。特別是國內的水是軟水，因而容易使自來水管中所含的有害物質溶出。

　　自來水的輸水管路大多已經老舊，加上家庭水塔欠缺保養，常造成飲用水的二次汙染，甚至於早期房屋內的水管仍是鉛管。在不斷釋出重金屬並進入水中之際，便會在無形中危害人的神經系統。一旦民眾又使用鋁器燒煮食物，其危險程度將更為增加。

　　特別是在2015年10月時，由國內某媒體踢爆了「臺灣飲用水含鉛」的問題。而在媒體追問臺灣自來水公司與臺北自來水事業處後發現，目前全臺仍有雙北市、新竹縣市、苗栗縣、宜蘭縣及花蓮縣7縣市的3.6萬戶民宅。

　　根據中央大學榮譽教授、臺灣水環境再生協會名譽理事長——歐陽嶠暉之前投書媒體時的說法，臺灣自來水持續建設已超過100年，早期使用的管材多為鑄鐵管或鋼管及少部分其他管材，而近年來多已改用具耐壓、耐震及接合性佳的延性鑄鐵管、不鏽鋼管或硬質塑膠管。

　　但是，自臺灣自來水公司1974年成立以來，就從未使用過鉛管，臺北自來水事業處也自1979年起禁止使用鉛管。因此，目前臺水尚存的6000多戶及北市的3萬多戶107公里長的鉛管，可說是4、50年以上的老舊管線，在該兩單位財力有限的情況之下，尚未經計畫性淘汰更新的問題管線之一。

　　但以臺灣自來水普及率最高的臺北市與新北市為例，根據2016年的報載，臺北市汰換鉛管達標率超過6成，剩下5000戶鉛管戶，將在2018年全數汰換完畢。

　　至於新北市，自來水鉛管主要分布中和、永和、二重及新店四區，總戶數為1萬8727戶，截至2017年8月6日止，已改善1萬6119戶，實際汰換進度為86%，已超前原預定進度；預定今年底可完成轄內鉛管汰換90%，而2018年將剩餘的10%完成，才能達到全面汰換全市轄內鉛管的目標。

也就是說，以雙北「最快3年」汰換的速度來看，也要到2018年底才能完成。而這還不包括仍舊在使用40、50年老舊鉛管的其他縣市，在未全面更新之前，飲用自來水中仍有揮之不去的含鉛風險。

當然，現在政府規定自來水管一定要用PP管，而不是以前常用的鐵管，以避免水管內壁生鏽及造成嚴重的二次汙染。然而，水公司為了防止鏽水的產生，所以使用了鍍鋅鋼管或塗抹焦油，但是，鋅及焦油卻可能會溶出至水中；至於石棉水泥管，不但會溶出水泥，石棉也會導致肺癌。由於我們每天都要喝自來水，所以，即使在自來水中溶出的金屬是微量的，日積月累下來，也會對身體造成很大的影響。

影響水質第四關──儲水塔及家中管線

除了淨化法和自來水管外，也還有其他造成水難喝，或自來水不能生飲的原因，那就是一般民眾住家的貯水槽。一般超過一層樓的大樓或公寓，都會先將自來水積存於受水槽中，再用馬達抽到屋頂上的貯水槽，接著送到各樓層。可是，你知道家裡受水槽和貯水槽的汙染也非常嚴重嗎？

早期公寓的貯水槽除了可能有「貯水槽裡面有蟑螂、老鼠，有時還有死貓、死狗的屍體」外，還有鐵生鏽後所形成的紅水和鋅、錳造成的汙染，藻類的異常繁殖和垃圾造成的汙垢、髒水的流入等，讓人光是聽了就頭皮發麻、倍覺噁心。

造成以上問題的原因，欠缺管理的水槽、水塔絕對是罪魁禍首之一。因為，水槽或水塔久久不洗，其底部沉澱的汙垢會導致藻類繁殖、細菌叢生。所以，就算從自來水廠送來的水質極佳，只要經過汙染的水槽和水塔後，難免不會成為致病的「毒水」。

以發生在2002年5月間臺北地區乾旱成災，自來水廠實施「供五停一」的停水措施，竟然導致臺北地區有上百人，因為飲用了受汙染的水而生病的新聞為例，其造成水質汙染的主要原因，就是自來水管之管線老舊、形成裂縫，停水時負壓太大而吸進汙水，加上一般民眾的水塔平日缺乏定期保養和清洗，因此病原菌得以趁機進入自來水中，而引發疾病。

 笑話　手機方案優惠中

妹妹跟阿公討論手機專案。

妹妹：「阿公，莊敬路那家最近在推399吃到飽耶！」

阿公：「好呀，下星期去吃！」

妹妹心裡OS：「我是在說手機專案啦……」

廖悟空、王靜瑩　提供

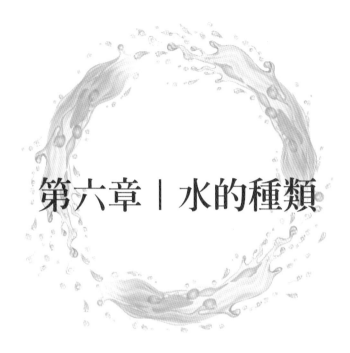

第六章｜水的種類

前一章，特別從水的長途旅行，帶各位讀者檢視目前我們所喝的自來水，到底存在些什麼「不能生飲」的祕密。看到這裡，也許很多讀者會說：加氯又加「料」的自來水這麼恐怖，那麼，喝天然的各種水，總沒問題了吧？

在介紹市面上各種天然水之前，可能要先向讀者介紹一下何謂「生水」？簡單來說，不管是雨水、雪融水、井水、泉水或海水，通通被歸類為天然水及生水的範圍之中。唯一的差別，只在於「它從哪裡來」而已。

只要是「從地底自然流出的水」，不管是從泉、井或河流或湖泊，只要地下水水面能和地面自然相交，可以使地下水流到地面的，都叫做「地下水」。地下水是世界各國的重要水資源，除了供應當地居民日常用水之外，也同樣應用在農業灌溉、畜牧事業，以及工業生產給水。

雖然一般來說，地下水都含有豐富的礦物質，這是因為土壤中有機物質分解後，會產生二氧化碳或其他有機酸，使得水裡面的礦物質，尤其是鈣、鎂、鐵、錳等成分的含量特別高，又被稱為「礦泉水」。

🌢 泉水、地下水汙染嚴重

但事實上，由於多數地下水的原水非常容易像前面第四章所言，被各種生活用水、工業廢水或細菌、病毒等汙染，所以，並不適合做為長期生飲或煮沸後的飲水之用。

也許讀者會說，在自來水如此普遍之下，哪還有人喝地下水呢？別懷疑，在2017年初，臺灣前行政院院長林全前往鯉魚潭淨水場，以及大甲區德化里視察水利建設，水利署發新聞稿指出，目前正在加強無自來水地區供水改善計畫，預計要到2024年才能執行完成後，全國自來水的普及率便可以提高到95%。

而根據臺灣經濟部水利署的資料，2016年各縣市的自來水普及率平均只有93.71%，最高的是臺北市的99.76%，最低的是屏東縣的49.39%。所以在某些縣市的民眾，飲用地下水水源的機率並不低。

至於中國大陸，之前根據聯合國開發計畫署所發佈的一份研究報告指出，全國平均的來水普及率只有56%，比臺灣更低。也就是有不到一半的大陸民眾，能夠飲用到自來水，只能透過其他地下水等水源，來解決飲水的問題。

此外，很多人喜歡喝山泉水，覺得山泉是「天然的尚好」。但事實上，山泉水跟地下水一樣，也非常容易受農藥、水蛭、寄生蟲和細菌汙染。例如臺灣行政院環境保護署的調查結果也曾顯示，有高達5成的山泉

水不符合飲用水質的標準，大腸桿菌群及總菌落數不合格率分別是62%及59%。因此，衛福部食藥署還曾經發新聞稿提醒民眾。

而根據媒體的報導，近年美國、中國大陸都曾發生民眾飲用野地或瓶裝的山泉水，導致大規模感染「諾羅病毒」案例，西班牙還曾出現4000人同時食物中毒的狀況。

這是因為山泉水流經地表時，容易受到人類活動或動物排泄物的汙染，雖然看似清澈，卻內含肉眼無法看到的微生物、氨氮及硝酸鹽氮等汙染物。如果山上種植蔬果施用農藥，或工廠排放汙水，則汙染情形更加嚴重。

尤其有些不肖業者抽取地下水充當「山泉水」，或以不明水源宣稱「山泉水」，其衛生狀況更是堪憂。因此食藥署就呼籲民眾，千萬別為了消暑而生飲山泉水，以免喝下藏有寄生蟲卵或令人致病的微生物，至少要先經過濾、煮沸等妥善的處理後再喝！

礦泉水也有可能「名不符實」

值得讀者特別注意的是，真正礦泉水的定義極為嚴格，並不是隨便什麼都可掛上「礦泉水」的名稱。以歐、美國家為例，其對礦泉水的標準要求相當嚴格（請見以下Box 6-1）。

6-1 國際上對於「真正礦泉水」的定義標準

＊高度：只有海拔超過2500公尺以上的水，才能被稱為是「山泉水」，如此，才能確保水質不受其他地層水質的影響。假設是海拔50至2500公尺的水，只能被歸類為「泉水」而已。

＊水源：從水源地向外推算，出水口半徑30公里之內，都不得有畜牧、農耕及人類居住，以免造成地下水源的汙染。

＊泉水必須是自然湧出地面的，而不是採用抽取方式，否則，較易將地下的汙染物質一併抽出。

＊檢驗：經過化驗之後，確實含有豐富的天然礦物質；水質需經10年左右的時間檢驗，以確定礦物質的含量，並獲得國際水質協會標誌後，才能證實其穩定性。

＊包裝：礦泉水產品必須在產地直接包裝，封罐步驟最好也在24小時之內完成，以確保罐內無病菌、無汙染。

　　正因為以上對於礦泉水的標準要求非常嚴格，以臺灣為例，目前根本沒有能真正符合國際標準的泉水。根據專家的說法，目前臺灣市售的礦泉水大部分是經離子交換，以達到軟化效果的「工業用水」，並無法順利去除水中所留存的其他汙染物質，像是細菌和各種化學汙染等。且在處理過程中，由於必須借助鹽酸及蘇打將陰、陽樹脂先行清洗，才能恢復吸附鈣、鎂離子的功能，所以，更難避免將微量的鹽酸及蘇打溶解於水中。長

期飲用這些「假的礦泉水」，除了會導致礦物質缺乏外，也可能會對人體造成其他的傷害。

　　之前臺灣地區的消費者文教基金會，就曾經針對83家來自超商、加油站、大賣場的礦泉水進行檢測，結果發現有高達1成7的礦泉水標示有問題。且不只是「標示不明」的問題，有的品牌根本是「名不符實」，礦泉水當中礦物質的含量偏低或極低。

6-2　礦泉水定義嚴格，消費前要看清楚，以免當了冤大頭！

　　根據世界衛生組織（WHO）所公布的一項飲用水相關規定，對於天然礦泉水的水源地和自然金屬含量提出更明確的規範，例如：天然礦泉水的pH值應介於6.5-9.5（mg/L）；而其中所含有的自然金屬，如砷、錳、鈉、硫、硒、鋇、硼、鉻、氟等含量，也都受到更具體的明文限制。

　　此外，天然礦泉水的水源地也有非常多的管制要求，例如其來源必須藏於地下，透過自然湧出或人工抽取而取得，並且不得位於住宅區、工業區、商業區或其他足以造成汙染的農、林、牧地區，甚至，水源取水口周圍1公里內，需杜絕工廠、養殖場以及垃圾處理廠等水質汙染源的存在。

　　礦泉水的形成，主要是地面的水（如河水、溪水等等）滲入底下岩層，由於地形的變化或縫隙，水就會湧出於地表。而在這個過程中，水流經了不同的地層，最後採集到的泉水便含有大量的礦物質，形成所謂的天然「礦泉水」。

　　至於礦泉水的分類，主要是從水源出處來判別。其中，岩漿岩層中所湧出的礦泉水較可能是碳酸水或鋅水；沉積岩地層中湧出的礦泉水則可能是矽酸水或鍶水。除此之外，礦泉水還有以下不同的區別：

　　＊**天然礦泉水**：大多數天然礦泉水有碳酸、硫酸鎂、硫酸鉀、硫酸鈉等多種礦物質，少部分則另外含有二氧化碳、硫氫等氣體。

　　此外，天然礦泉水的成分還會隨著地區、水源等環境因素而變動。舉例來說，藏於岩石中的泉水所處的時間越久，溶於其中的礦物質就越多，水中的礦物質成分則更豐富。

　　＊**人工礦泉水**：經由人力製造的礦泉水，多半是將蒸餾水或自來水經過過濾後，在其中加入適量的鹽類物質，或二氧化碳氣體等。

　　＊**氣泡礦泉水**：氣泡礦泉水中所含的氣體，像是二氧化碳，並不是來自於天然的水源之中，而是加工後的產物。至於氣體的主要作用，則是增加飲用水的清涼度、酸度，以吸引消費者的喜愛。

　　最後值得注意的是，百分之百真的礦泉水在出處、礦物質含量與酸鹼值的限制上都比較嚴格，比例相對少。所以在實際挑選礦泉水時，一定要睜大眼睛仔細比對，才不會花了冤枉錢，買來的只是經過加工後的一般地下水而已。

Tips

有關飲用礦泉水的要點：

要點一、注意保存。礦泉水開封後，只要經過3、4天左右，空氣中的細菌就很容易進入水中並增殖。因此，人口較少的家庭和職員較少的辦公室，購買瓶裝的礦泉水飲用較為衛生。

要點二、不是每一個人都適用。由於腎臟病人對於礦物質的代謝有困難，因此並不建議喝富含礦物質的水。另外，由於嬰兒的消化系統尚未發育完全，而礦物質過高的水容易造成腎臟負擔加大，所以，還是少給嬰兒喝太多礦泉水。

要點三、礦泉水不宜煮沸。因為礦泉水中存在的鈣、鎂在加熱的狀態下，會讓它們脫離離子狀態，不但容易生成水垢、造成口感不佳，也會讓鈣、鎂礦物質流失。

6-3　常喝富含鈣、鎂的水，容易罹患結石？

網路曾經盛傳，說水垢裡有大量的碳酸鎂和碳酸鈣，長期飲用之後，很容易引發胃結石和腎結石。

事實上，只要飲用合格的自來水，並不會影響健康。而水垢的主要成分是碳酸鹽類，像碳酸鎂或碳酸鈣等，當水被人體吸收後，胃酸會把水垢裡的碳酸鎂和碳酸鈣溶解；至於不能分解的部分，將會隨著糞便排出體外。因此，並不會對身體產生特別不利的影響。

海洋深層水號稱與體內水的成分相同

依照經濟部水利署的解釋，深海水是「海平面以下200公尺的海水」，或稱爲海洋深層水。其最大的特色，就在於「含豐富物質與微量元素」。

早在20世紀80年代初期，日本就開始研究海洋深層水了。

而200公尺深度的海洋深層水，之所以會比表層水更好的原因就在於，這裡不受陽光照射，光合作用在這裡無法進行，因此其中的無機營養鹽類更加豐富。

特別是在沒有光的深層海水中，動物性浮游生物攝食植物性浮游生物和海藻，而動物性浮游生物又被魚類補食，魚類的屍體和排泄物等有機物緩緩沉澱並被細菌分解，就形成了無機營養鹽。

雖然各種資料記載的深層水中的無機營養鹽類含量都不盡相同，但基本上，其中的氮含量最多能達到普通水的20倍。氮是植物光合性和植物生長所不可缺的物質，而我們的身體也同樣離不開它。

事實上，處於海洋深處的水，並不全然都是海洋深層水。日本水產廳在2000年11月成立了「水產深層水協會」，並且在2001年4月27日發表了海洋深層水的定義。該協會定義了海洋深層水的特性，必須是成分穩定、無菌純淨及富營養性。它們以擁有這些特性的海水深度爲標準，將「植物性浮游生物無法進行光合作用，微生物分解作用活躍的深度以下的海水」定義爲海洋深層水，並且必須具備以下5個條件：

1. 礦物質（鐵、矽、磷）含量比表層水豐富。
2. 含有少量的鈷和鋁。
3. 幾乎不含重金屬。

4. 水溫長年維持低溫，幾乎沒有生物生存且未受汙染。

5. 有機物的分解產物（即營養鹽類）含量豐富。

　　由於深層水最重要的特性之一就是純淨性，幾乎完全沒有與化學汙染物質、懸浮物質、有機物、重金屬和放射線物質等汙染物接觸，所以在日本甚至有「神水」稱號的海洋深層水，除了飲用，也被大量用於SPA及醫療上，並且將其應用到深層水鹽、消炎洗面乳、消炎乳液和深層海水化妝品等多方面的產品上。

　　當然，海洋深層水的使用之所以備受推崇，認為對人體的健康有益，原因之一是因為人類的體液成分與水的成分結構非常相似，正好符合「生命從原始海洋誕生」的假設。

　　總體歸納來說，海洋深層水被認為具有以下的優點：

一、與人類體液組成相似

　　事實上包括人類在內，所有生活在水中或是陸地上的動物，其身體內都擁有類似海洋成分的體液。人類胚胎期母體之羊水中鈉的含量占91.0%，海水中鈉的含量占83.7%；羊水中鉀的含量占6.0%，海水中鉀的含量占3.0%；羊水中鈣的含量占2.3%，海水中鈣的含量占3.2%。同時海水中主要化學成分，也與人類血液中的化學成分極為相似。

表 6-1　海水中的化學成分與人類血液中的化學成分對照表

成分元素	海水	血液
氯化物	55.2%	40.1%
碳酸離子	7.7%	1.9%
鈉	30.6%	34.8%
鉀	1.1%	1.9%
鈣	1.1%	2.1%
鎂	3.7%	4.8%

資料來源：《水的聖經》，第 107 頁
註：血液中無機化合物成分的含有率為平均含有率（wt%）

二、礦物質更具「親水性」

另一個讓海洋深層水備受保健養生專家推崇的原因在於：海水中的礦物質更具「親水性」。所謂的「具親水性」，也就是礦物質呈現離子化的形態，而容易被生物體吸收及運用。

原則上，海洋深層水應該屬於天然水，但由於海水是鹹的，所以深層海水當然也是鹹的（深層水本身含鹽度高達3.65%，無法直接飲用）。所以，為了將深層海水製成飲用水，必須先去除其中的鹽分（鈉），並添加必需的礦物質，再包裝成瓶裝水銷售。

「天然水」靠不住，各種「人工水」大行其道

在介紹了來自雨水、雪融水，經由河流或地下滲透流出的天然泉水、礦泉水及海洋深層水等「生水」之後，我們再來看看另一大水的分類——人工水。簡單來說，凡是透過特殊淨水器處理過，不管是裝瓶、裝桶銷售，或是透過在家安裝淨水器處理過的水，都是所謂的「人工水」。

事實上，與前面提到的天然水（生水）相比，隨著經濟的發展及繁榮，人們喝下肚的水分，早已經被各式各樣的瓶裝水及飲料給取代。只要走到便利超商或是超市一看，架上陳列的各種果汁、清涼飲料水、運動飲料以及各種機能水等，真可說是琳瑯滿目。

這些「人工水」包括了「工業用純水（例如蒸餾水、RO逆滲透水、樹脂純化水等）」、「機能水（主要是電解離子水）」，以及各種「能量水（例如 π 水、磁化水、奈米水、高氧水，甚至海水等）」，以下分別進行介紹。

工業用純水，小心越喝營養越流失

由於民眾對於本國水質極度沒有信心，因此各式號稱「純水」的瓶裝水與淨水器便大行其道。讀者如果問我的意見，原則上，只能說這類水可以喝，但假設要長期飲用這些極端淨化過的水，將會導致礦物質和微量元素的缺乏（請見第3章）。以上這些礦物質是維持生命最重要且不可或缺的元素，若長期缺乏礦物質和微量元素，話說得嚴重一點，就等於是使自己走向「慢性自殺」的道路。

所謂的「工業用純水」，包括了蒸餾水、RO逆滲透水、樹脂純化水等。一般來說，這些工業用純水，只能純做解渴之用，並沒有特殊的功能

或效益，甚至喝多了反而對身體不利。怎麼說呢？先來介紹兩種最常見的工業用純水－蒸餾水及RO逆滲透水的生成過程吧！

（一）蒸餾水

簡單來說，蒸餾水就是把水加熱形成水蒸氣，再經冷卻使其恢復原來的液態水，利用「液相－氣相－液相」的轉換過程，來排除異物後的純水。

正因為蒸餾水是經蒸餾而得的水，即是使水沸騰產生蒸氣，再收集蒸氣冷凝成液體，使液體純化的一種純淨水。因此在蒸餾水中，真的就只有水，而完全不含其他任何物質（例如礦物質和細菌）。

所以，儘管蒸餾水有許多優點（例如以下將提到的「排毒」效果），但因為水中缺少礦物質及微量元素，如鋅、鎳、銅、鈣、鎂、鐵、錳等這些人體不可或缺的物質，經常飲用蒸餾水，反而可能導致身體缺乏某些礦物質，而傷害身體的健康。

這是因為蒸餾水中沒有可溶性的礦物質存在，可以吸收體內毒素並將之排出。所以相關研究也證實，蒸餾水作為短期清洗體內系統的洗劑，對排毒是有益的，但是由於它會讓身體的電解質與微量元素快速消失，一旦缺少這些元素，可能會導致心律不整與高血壓等疾病，因此並不建議長期飲用。

此外，做菜、煮飯的時候，假設使用蒸餾水，會讓食物中的礦物質，因為被蒸餾水給抽離出，而導致食物營養價值降低。也就是說，蒸餾水也不建議用於烹飪時使用。

再者，由於蒸餾水是利用蒸氣冷凝的方式過濾，雖然已去除了水中的雜質、礦物質及細菌，但是，由於水中常見的有機汙染物質（例如三鹵甲烷等）的沸點較低，會隨著蒸餾水收進蒸餾水的收集桶裡，仍有有機汙染

毒素無法去除的大問題。

（二）RO 逆滲透水

所謂RO（Reverse Osmosis, RO）逆滲透水，就是運用所謂的「逆滲透原理」，以一層「超薄半透膜（膜上有無數個小孔，每個小孔的孔徑約為一億分之一公分）」濾除原水中超過上千種肉眼不易看見的雜質，最後製作而成保留少許微量礦物質離子的水。

在經過RO逆滲透處理器處理過後，原本水中的農藥、清潔劑、化學毒素、重金屬、細菌、動物糞便，以及所產生的異色和異味等通通可以去除。目前臺灣地區家庭普遍使用的淨水器以及大量提供的飲用水，大多採取這種逆滲透方法所產生的工業用純水。

由於逆滲透可有效濾除水中95%以上的鹽類（如鈣、鎂等鹽類）、重金屬、化學殘留物和菌體等，但純水雖然乾淨，不過水中幾乎沒有對人體有益的微量元素與礦物質，所以，它其實跟蒸餾水的水質較為近似。

RO逆滲透水除了廣泛應用在家庭過濾水之外，更被大量使用在海洋淡化系統、洗腎機、太空人飲用水、生化製藥、飲料和包裝水中。

但值得注意的是，純水之所以會受到消費者青睞，主要是因消費者害怕水汙染嚴重，自己會喝下汙染後的水；但已有不少專家就認為，純水反而不適合常人飲用。

原因之一是：純水的水質偏酸性。因為RO逆滲透水是高二氧化碳水，在水中會結合為酸性水（酸值通常小於pH值6.0）。RO逆滲透水喝越多，酸質越高。

而人體的pH值介於7.35-7.45之間，一旦體質傾向酸性，細胞作用就會變差，身體各個器官、組織機能也會隨之減弱，進一步造成新陳代謝趨緩，使體內廢物不易排出，加重腎臟與肝臟的負擔，有可能導致慢性病的

形成。

原因之二是，這些純水具有溶解各種成分的「溶解性」。特別是當水越沒有雜質時，其溶解性就越強。這也是爲什麼純度越高的純水，被稱做是「飢餓的水（Hungry water）」的緣故。因爲這種水進到人體之後，將會導致各種礦物質（例如鈣、鎂、鉀及碳酸鹽等）及營養成分等，維繫生命不可或缺的成分，出現「溶出於器官或骨骼外」的危險性。

如此一來，反而會造成喝的人的健康虧損，像是骨質疏鬆、腸胃發炎、潰瘍等問題。特別是運動或流汗之後，或是斷食期間，必須補充電解質及礦物微量元素，假設未能及時補充而導致體內酸、鹼值及電解質失衡，就容易導致心律不整、高血壓等慢性病。

曾有國外的研究顯示，酸性體質的人老化比較快速，也更容易覺得疲憊，他們無法承受較大壓力，時常感到焦慮不安、心神不寧，甚至長期飽受睡眠不足的困擾。假設長期飲用pH值小於7的純水，可能不知不覺就創造了有利癌細胞的環境，讓癌症可以快速發展。

甚至在中國大陸，地方政府也因爲「純水」是「不含營養的窮水」，而明令禁止中小學引用RO逆滲透水，或是以樹脂純化的水。所以，更不建議正在發育中的青少年喝這類純水。且在許多國家，也只有洗腎的病患才喝純水。

「電解水」是好水，但在臺灣不適用

所謂的「電解水」，其實是眾多「機能水」中的一種。而「機能水」顧名思義就是「賦與水某種特定效能的新興科技，爲水帶來某些附加價值後的水」。一般來說，在自然狀態下或經人工處理後，比普通水具有更高能量的水稱之爲活水；因各種目的而施以不同的處理方法後的活水，就稱

為「機能水」。

　　根據日本機能水專家——藤田炬彥教授對機能水下的較為嚴謹的定義是：水本身所含有的微量混雜物，在某些條件之下（例如電解、電場、添加物、高溫、高壓）呈現本身卓越的特性，使水形成某種特定狀況（如打斷氫鍵、改變酸鹼度）或達到某種目的（如防腐蝕、結垢），此種新發現的水都叫做「機能水」。而在這種機能水中，首先最常見也最知名的，就是電解（鹼性）離子水。

　　在談到電解（鹼性）離子水的優點及功效之前，我想先提一下「活水」跟「死水」的區別。一般來說，活水是「容易消化」的水，並且是水中養分能迅速被身體吸收的水；至於死水，則是「不易消化、很難為身體吸收」的水。在我們生活周遭，活水的代表就是天然泉水，而死水的代表則是我們熟悉的自來水。

　　儘管自來水中也含有各種礦物質，只不過，死水中的礦物質和其他物質會形成「化合」的狀態，所以在被人喝下肚之後，只會被直接排出體外，而很難被吸收。至於含有豐富礦物質的天然泉水（礦泉水），其中的礦物質會形成容易被吸收的離子狀態，所以，能夠輕易透過皮膚，或經由小腸而被身體有效吸收。

　　看到這裡，有讀者可能會問：如果要比礦物質的多寡，不論是海洋深層水或天然礦泉水，都一樣富含各種人體必需的礦物質，那麼，為什麼要捨天然的不喝，而改喝這種「人工加工」過的「電解（鹼性）離子水」？

　　當然，礦泉水沒有不好，但礦泉水不具溶解力或膨潤作用，同時也可能缺乏擊潰活性氧，或促進代謝機能的作用。而電解離子水是與自來水完全不同的高能量水、改良過的水，在這點上是與礦泉水或淨水器的水完全不同的。

　　簡單來說，電解水就是應用「電有陰、陽兩極，陰極會吸引陽離子，陽極會吸引陰離子」的這個原理，在電解槽中安裝兩塊電解板，中間以隔膜分開。

　　在加水通電後，兩塊電解板形成不同極性，使得水中呈複合型態的礦物質硬是被拆開來，酸根離子通過隔膜被拉往陽極，而鹼性的如鈣離子則通過隔膜被拉往陰極。

6-4　電解離子水生成器的歷史

　　早在1950年時，日本的諏訪方季先生為了找到「使水活性化」的方法，進而開始研究電解水的方法，並且專門研究及製造電解離子水生成器。不過剛開始時，電解水的用途並不在飲用，而是被當成農業用水，用來灌溉植物。

　　後來，有極少數的人把它拿來飲用，並認為電解離子水具療癒的效果，但也並未讓電解離子水普及化。之後，日本的國仲寬長醫學博士等人，又組成了離子水研究會，並發表許多關於電解離子水的臨床實驗報告，證實對人體的效果。

　　接著一直要到1965年，日本厚生省才終於認定電解離子水的效能，並在1966年經日本厚生省認證電解水生成機為醫療器材（「醫療用物質生成器」）。但值得注意的是，厚生省所公認的電解鹼性離子水效能，只限於以下各項：

　　1.慢性腹瀉。

　　2.胃酸過多。

3.消化不良。

4.胃腸內異常發酵。

5.制酸作用。

至於酸性離子水的效能與療效，則是具有「收斂效果（化妝水、收斂效果）」。

之後，整水器業者委託京都大學醫學院調查，並在1999年進行了「雙盲比較臨床試驗」（檢查的人與被檢查的人都不知道飲用的是哪種水的試驗方法），他們以腹部不適的人為對象，來進行鹼性離子水和淨水的比較。

該項實驗結果證實，鹼性離子水列舉的各種功效：改善慢性腹瀉、消化不良、腸胃道內異常發酵、胃酸過多等。鹼性離子水確實具有效力，而且另外還得到證實說，能夠顯著改善便秘的問題，也與原本日本厚生省所認定的「具有『有效改善慢性腹瀉、消化不良、腸胃道內異常發酵、制酸、胃酸過多』等功能」相符，而沒有什麼不同或新增。後來，各種的電解離子水生成器相繼出現，並不斷地被加以改良。

在此同時，原本大分子團水也被電極拉高變成小分團，唯有小分團水才能通過中間的隔膜。此時，在陰、陽兩極便形成了兩種不同的電解水：在陽極的叫做「電解氧化水」，是酸性的，又稱為「酸性離子水」；而在陰極的則叫做「電解還原水」，為鹼性的，所以稱為「鹼性離子水」（請見下圖6-1）。

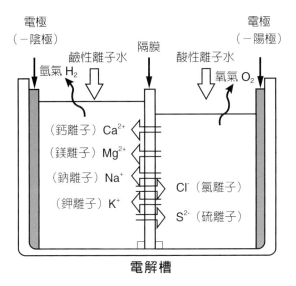

圖 6-1　電解水機原理

資料來源：《水博士教你喝出自癒力不生病》，第88頁

綜合日本各方有關電解離子水的功效，主要是以下幾點：

（一）富含礦物質且離子化、好吸收

由於人體無法自行製造礦物質，因此，必須藉由食物和水來攝取。且由於人體一天至少要喝2000-2500毫升的水，因此，直接透過富含礦物質的飲水來補充人體所需的各種礦物質，就成爲最方便易行的保健方法，讓容易過酸的體質回到鹼性的環境。

下表是原水、自來水與電解所製成的鹼性離子水、酸性離子水的成分比。由下表可得知，鹼性離子水比原水含有更多鈣、鎂、鈉、鉀等礦物質，而酸性離子水中的氯離子和硫酸離子也會大幅度的增加。也就是說，利用電解使水離子化以後，水中的礦物質含量會比原先的水增加或是濃縮許多。

表 6-2　原水（自來水）與鹼性離子水、酸性離子水的礦物質比較

	原水（自來水）	電解水	
		鹼性離子水	酸性離子水
pH	7.50	10.70	4.20
硬度（毫克／公升）	78.00	100.00	62.00
導電率（毫克／公升）	230.00	260.00	227.00
鈣（毫克／公升）	23.30	31.00	19.10
鎂（毫克／公升）	5.00	5.50	3.70
鈉（毫克／公升）	19.00	23.10	16.80
鉀（毫克／公升）	2.40	3.40	1.60
鐵（毫克／公升）	0.05	0.05	0.73
氯離子（毫克／公升）	14.60	9.6	18.8
硫酸離子（毫克／公升）	33.10	20.40	49.80

資料來源：《水博士教你喝出自癒力不生病》，第 106 頁

　　一般在利用電解法使水「離子化」，並讓陽離子聚集在陰極，陰離子聚集在陽極時，這就叫做「離子化現象」。

　　正由於電解（鹼性）離子水裡的礦物質，是經過「離子化」的礦物質，而礦物質離子化之後又非常好吸收（至少，會比物質性的礦物質還好），所以，電解（鹼性）離子水才對人體更加有益。

（二）氧化還原能力、改變酸性體質，讓身體具有自癒力

根據水專家的說法，電解（鹼性）離子水具有極強的「氧化還原」能力，可以改變身體偏酸的體質。且在體質獲得改善之下，就能增進人體原有的抗菌性體質，提高自癒力。

在實際談到電解（離子）鹼性水的還原能力之前，先簡單介紹一下自然界中的「氧化還原反應」。所謂的「氧化還原反應」是指：物質與氧化合的反應就稱為「氧化」，相反的，失去氧的反應就稱為「還原」。從另一個角度來看，當物質「失去電子」的反應，就是「氧化」；而物質「吸收電子」的反應，則稱為「還原」。更簡單來說，原子間電子的取捨，就產生了「氧化還原反應」。

在我們生活周遭，到處都充斥著各種「氧化還原反應」的現象。最簡單的例子就是物質與氧產生的反應，像物質燃燒、鐵釘生鏽，或是切開的蘋果變黃等，都是因為「氧」使得物質「氧化」後所造成的。相反的，將生鏽的釘子泡在還原水中，就能去除鐵鏽，變回原本的黑色。

那麼，讀者也許會問：為什麼電解（鹼性）離子水會跟「還原水」有關？一般來說，氧化還原的程度是以「測量器」來測量的，其單位為「毫伏特」。被氧化的水，就是「氧化還原電位」較高（正數值較高）的水；至於被還原的水，則是數值較低（負數值較高）的水。

下表6-3，是各種水氧化還原的電位資料。但值得注意的是，各種水的氧化還原電位會有所變動，並不會經常保持這個數值，因此表的數值只是一個大致的標準而已。

表 6-3　生活環境周遭的水的還原電位

		氧化還原電位（mv）
自來水		+400 前後
礦泉水		+180~+270
電解鹼性水	某社	+200~+100
鹼性離子水	A 社	-400~-670

資料來源：《水博士教你喝出自癒力不生病》，第 99 頁

　　由上表可以看得出來，自來水被氧化的程度非常高。而電解（鹼性）離子水如果只是由一般市售的機械所製造出來的，那麼它只不過是「單純被電解」的水而已，氧化還原的電位還不夠低，還不能算是水質佳的「還原水」。

　　自癒力是東方醫學經常使用的字眼，簡單來說，它就是「對抗疾病的抵抗力」，或是「使身體恢復正常狀態的生命力」。近幾年來，西方醫學也開始注意到人體自癒力的力量，並開始實行相關的治療法。舉例來說，最近非常夯的「癌症免疫療法」，就是應用「人體抵抗疾病能力」的方法。另外，像是感冒、發燒也是。因為感冒並沒有特效藥，所以醫師除了給予病患退燒藥或營養補充品（生理食鹽水）外，另一方面就是藉由病患本身的自癒力而「康復」。

　　在了解氧化還原反應、每個人的身體都有自癒力之後，接下來，要繼續解釋：為何電解離子水又被稱為「鹼性離子水」？這完全是因為電解離子水中，含有非常多離子化的礦物質，所以在酸鹼測定時呈現鹼性。

在人體所需要的眾多礦物質中，鈣質會影響血液中的pH值濃度，也是決定體質酸鹼的要因。也就是說，假設人體充分攝取鈣質就會成為鹼性體質，缺乏的話則容易形成酸性體質。然而健康的人，也會因為工作忙碌使得體力下滑、累積壓力，如此一來，體內就會慢慢偏向於酸性。

6-5　為什麼所有疾病都跟「酸性體質」有關？

你有沒有算過，一年會生幾次病？又去看醫師多少次？

如果你覺得生病的次數不少，有沒有想過，這都跟你每天的飲水「密切相關」呢？而這一切，恐怕都要從「酸性體質」開始談起。

當然，人活在這個世界上，充滿了太多的「致病因子」。其中的「外在因子」包括：土地、水源、空氣、食物等；而「內在因子」則包括來自生活、工作所造成的壓力、負面情緒以及錯誤的觀念等。這些因子多數可以歸根究底為「酸毒」。

日本醫學博士片瀨淡，曾經提出「萬病一元」的說法。他認為，人體疾病都起源於酸毒所造成的細胞死亡。所以，假設每一個人都能盡力排除酸毒，就可以改善體質、活化人體機能、提升免疫力，並增加自癒力。

那麼，什麼叫「酸性體質」呢？早在100多年前的1901年，瑞士巴塞爾大學的范‧邦格教授提出「肉類蛋白質中的硫會增加尿液的酸性，導致尿酸過高，進而引發痛風。而食用蔬菜就能提高尿液的鹼性，有助於治療痛風」的理論。

　　之後，日本的藥學家——西崎弘太郎，則進一步根據范‧邦格的研究在1915年提出了著名，且至今仍為人所引用的「食物酸鹼表」，並進一步認為：肉食會增加血液酸性，引發高血壓等疾病。他測定食物酸鹼度的做法，是分析食物完全燃燒後殘餘的灰分，據此確定該食物代謝後的酸、鹼性。如今，這也是現代營養學所採用的方法。

　　接下來，曾任東京衛生研究所臨床試驗部長的醫學博士柳澤文正，更將酸性體質的理論發揚光大到全世界。柳澤文正做過一項著名的實驗，他找來100名癌症患者抽血檢驗，結果100名患者的血液都呈酸性。他就是根據這些檢驗資料，來驗證「酸毒致病」的理論。柳澤文正堅信，酸性體質就是萬病之源。而像糖尿病、高血壓、癌症，以及其他多種疾病，其實都是酸毒惹的禍。

　　事實上，「酸性體質」也並不是一個正式的醫學名詞。因為人體原本就是個複雜的動態平衡系統，身體每個不同部位、每種不同體液，都有不同的酸鹼值。例如胃液是pH值1.5至2.0的強酸；血液則是pH值7.35至7.45的弱鹼。

　　而為了維持身體的正常運作，我們的身體自有一套複雜精密的方法，來保持整體穩定的酸鹼值，因為，沒有人可以長時間存活在血液pH值低於7.35的狀態下。

　　人體內血液酸鹼值的穩定，主要是靠血液緩衝系統、呼吸作用，以及腎臟來進行調節。簡單來說，當血液偏酸時，身體會自動增加呼吸作用，以呼出二氧化碳降低碳酸，並且想辦法從體內找出鹼性物質，來中和血液的酸性物質。

　　而人體內最大量的鹼性元素，就是骨頭裡含量最豐富的礦物質—鈣。所以，當一個人體內老是處於「酸性狀態」，又不注意透過鹼性飲食來補充及調節，身體就會自動且不斷地從骨骼中提取鈣質來中和酸性。而在提取骨鈣的同時，也會導致骨髓物質（主要是膽固醇）流入血液中，進一步導致血液變得黏稠、血脂增高，並且增加結石的危險以及其他種種病徵。

　　而當人體長期處於「酸性狀態」下，也就是擁有酸性體質的人，容易有以下症狀：

　　1.長期腰痠背痛、肩頸僵硬痠痛。

　　2.容易感覺疲勞，且不易恢復。

　　3.記憶力減退。

　　4.經常抽筋。

　　5.暴躁易怒，情緒起伏過大。

　　6.容易焦慮緊張。

　　7.經常頭昏、耳鳴、睡不好、失眠。

　　8.經常腹瀉、便秘。

　　9.有嚴重體味如汗臭、口臭、腳臭等，或大小便惡臭。

　　10.免疫力差，小病不斷，且自癒力低。

　　11.皮膚暗沉無光澤，提早老化。

　　事實上，酸性體質會導致人體的新陳代謝減緩，甚至產生障礙，使得廢物不易排出。在此同時，身體為了不斷進行酸鹼平衡，會加重肝臟與腎臟的沉重負擔，進一步讓血液變得黏稠、含氧量減少、末梢循環不良。久而久之，自然就會產生各種嚴重的慢性疾病。

6-6　造成酸性體質的原因

　　人的體質是根據血液的pH值劃分，而健康人血液的pH值在7.35-7.45之間。一般來說，當一個人長期生活於「酸性狀態」下，就可以說這個人有「酸性體質」。而所謂的「酸性狀態」，指的可能是工作、生活作息、飲食不當、接觸汙染、負面情緒或不良習慣，這些都能直接導致人體的亞健康，甚至疾病、死亡。

　　曾經提出「人體的酸化是萬病之源」的日本著名醫學博士筱原秀隆，就將導致酸性體質的原因歸納出以下幾點：

　　一、以酸性食物為主：所謂的「飲食」，包括了「飲（水）」與「食（物）」。而在我們的主食、副食中，有很多都是「酸性食物」，例如：米、麵、雞、鴨、魚、肉、海鮮、蛋、飲料、糖、菸、酒等，這些食物在體內分解成各種酸。至於鹼性食物，則包括：水果、蔬菜、豆製品、乳製品、海帶等。

　　值得一提的是，「酸性」與「鹼性」食物的劃分，並不是根據口感和味道來分，而是根據這種物質在體內「最終代謝產物」來劃分的。如果代謝後含有Ca^{2+}、Mg^{2+}、K^+等正離子偏多的產物，就叫做「鹼性食物」；假設含P、S偏多的，則為「酸性食物」。所以，像蘋果、山楂、陳醋等，就算嚐起來的口感是「酸」的，但卻屬於鹼性食物。一般從營養學的角度來看，酸性食物與鹼性食物的比例最好是「1：3」。但一般民眾卻很難做到，因此在飲食長期偏酸之下，才造成了人們體質的變化。

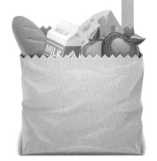

二、運動量不足：陽光下能夠微微出汗的運動，可以幫助我們排除體內的酸素。然而，由於現代人生活節奏不斷加快，大眾運輸交通工具又便捷，使得大多數民眾的運動量減少。而當酸素長期積滯在體內之下，就容易引起體質的酸化。

三、過重的心理負擔：有研究發現，當人在發脾氣，特別是暴怒的時候，所呼出的氣體是「有毒」的。可見人在高度緊張和高度壓力狀態下，身體會嚴重酸化。除此之外，現代人長期面臨生活、工作、感情等方面的壓力且得不到釋放之下，也會導致體質酸化。

四、不良嗜好：像是抽菸、喝酒（菸、酒是典型的酸性食品）、徹夜K歌、打麻將、熬夜不睡等不良生活習慣，也會加重體質的酸化。

五、環境汙染：包括空氣、噪音汙染及防腐劑、添加劑的汙染，都會導致體質酸化。

由於飲食是影響酸鹼體質最直接的因素，而有關於鹼性離子水對健康長壽有益的證據，主要就是來自於：健康的人體液的pH值呈弱鹼性，約為7.4左右。所以，如果攝取的水的pH值接近這個數值，吸收的效率就會越好，那也就是幾乎接近於中性的數值。

如果每個人都多多攝食鹼性的食物與「電解還原水」，那麼，其中所富含的礦物質與微量元素，一方面能幫助身體「中和酸根」，另一方面能使各器官與系統，在良好的鹼性環境與礦物質、微生素的補充下正常運作。

（三）富含能量

所謂離子，就是帶有電荷（是電氣現象的根源，能製造出電場或磁場）的電子或原子團，帶有負電、游向陽極的是陰離子，而帶有電、游向陰極的是陽離子。如同磁鐵的陽極與陰極會強力地互相吸引一般，陰離子到陽極、陽離子到陰極亦是強烈地互相吸引所致。離子中的電子為了靠攏在一起，會飛快地衝向兩極。

物質移動時會產生很大的能量，鹼性離子水以及酸性離子水皆由於離子快速移動，而產生極大的能量。正因為有此能量，也讓離子水被許多人認為具有一定的「神奇力量」。因此，儘管外觀上看來雖只是極為普通的水，卻能變化為神奇的水。但鹼性離子水卻具有溶解力及膨潤作用；至於酸性離子水，則具有洗淨、消毒、收斂作用等。

（四）溶解及膨潤

鹼性離子水的一大特徵，就是具有溶解力、膨潤作用以及良好的熱傳導作用。而其中的「溶解力」，就是溶解物質的力量。這裡不光是溶解，也具有「引出味道或成分」的作用。電解（鹼性）離子水單靠溶解力，就能輕鬆溶解農藥或食品添加物、防腐劑，也能迅速溶解茶和高湯，引出素材的美味，去除蔬菜的澀味等。

至於膨潤作用，則具有「柔軟物質」的功用，使食物迅速煮軟。而且，由於熱傳導極佳，在短時間內就能將食物煮好，所以，還有節省能源的附加效果。

（五）促進體內新陳代謝機能

由於鹼性離子水的水分子很小，是容易吸收的水，所以，從喝入口中到排出之前的這段期間內，會快速地被身體各器官及細胞大量吸收。由於

包括對身體有用的礦物質在內，水中的各種成分都會被吸收，細胞和內臟的代謝機能會轉為旺盛，原本孱弱、疲倦的內臟也能恢復。

簡單來說，藉由大量飲用正確的水，並讓其中各項礦物質、維生素能被身體組織所快速吸收，自然會使人身體的代謝機能旺盛、內臟恢復元氣。

6-7 電解水中鹼性與酸性離子，各適合做什麼用途？

鹼性離子水生成器能生成一般生成器顯示pH值為8.5-10.5左右的鹼性離子水，以及pH值在4.5-5左右的酸性離子水。根據業者的說法，鹼性水的pH值約在8.5-10.0之間，且因其為小分子水，利於人體吸收，並能夠消除腸內的異常發酵，所以，被認為具有健胃整腸及制酸的效用。同時，經離子化的鈣、鎂、鉀與鈉等礦物質，也更容易為人體吸收、利用。

此外，根據日本電解離子水專家的說法，其效果最為顯著的是在料理烹調上。不僅可縮短料理時間，而且也只要用少量的調味料就能使食物美味可口，此外，還能輕易去除蔬菜的澀味。

酸性離子水的pH值則是在4.5-5左右的酸性水，再加上其含有硫黃、氯、碳酸等，喝起來舌頭會覺得辣辣的，所以並不適合飲用。

但是，酸性離子水具有收斂作用、洗淨力以及消毒力，所以都被當成收斂劑、洗臉用，或當成化妝水及用來消毒、殺菌等。另外，也可用在食品、蔬菜食品添加物和農藥等的洗淨，以及洗髮、泡澡、清洗餐具、打掃等用途上。

Tips

飲用電解鹼性離子水應注意事項

　　雖然鹼性離子水不是藥而是水，大可和普通的水一樣飲用。但是，千萬不要認為既然對身體很好，就猛灌電解（鹼性）離子水。因為根據日本水專家的說法，鹼性離子水的飲用量最好不要超過體重的5%。假設一個體重60公斤的人，一天最多只能喝3公升的鹼性離子水。

　　剛開始時，最好一天只喝數次，一次喝個2-3杯，之後再慢慢增量。至於過敏體質或虛弱體質的人、老年人、小孩，也最好在開始時，一天只喝100毫升即可。

　　剛開始喝電解（鹼性）離子水之後，由於每次的尿量會增加，因此飲用量自然也要跟著增加。女性建議一天喝1-2公升，男性則是一天喝2-3公升。

　　但是，如果出現以下情形，在飲用時就必須特別注意：

　　★罹患腎臟病等必須注意水分攝取的人：只能喝限量的離子水，在排尿次數或尿量增加後，才可以再多喝一些。

　　★以下的人必須在飲用時特別留意：

　　一、無酸症（胃液中缺乏胃酸的疾病）的人。這是因為鹼性離子水會讓胃部等體內的環境轉變成鹼性，所以在喝了之後，像胃酸等這種具有殺菌功能的體內作用也就相對會減弱，殺菌功能一降低就容易引發食物中毒。因此胃酸量少的人、剛剛動完胃部手術的人，都應該避免飲用鹼性離子水。

二、經由醫師指導，必須中止鈣質攝取的人。此外，也不要用鹼性離子水來服用藥物。因為離子水具有較強的溶解力，可能會使藥物立刻溶解，而降低藥物的效果，或是對胃造成傷害。

除了以上的飲用方法外，保存方法也很重要。例如，不論是鹼性或酸性離子水，都要裝在寶特瓶中（儘可能選擇能遮光的褐色寶特瓶），且要避免與空氣接觸太多，所以要將瓶子裝滿，且蓋好蓋子後，放在陰暗處保存。此外，最好在做好離子水後的2-3天內就飲用完畢，不要放在冰箱裡超過1星期都未喝完。

看到這裡，讀者也許會有「電解（鹼性）離子水是全能好水」的印象，但是且慢，以上是日本對於電解（離子）水研究的成果。儘管日本電解離子水具有一定的治療功效，但搬到臺灣來，卻可能不見得有效果，反而是有害身體健康。例如引起臺灣電解水風潮的臺灣大學醫學院呂鋒洲教授，就對國內淨水市場的亂象感到十分憂心。

他在接受《民生報》記者薛荷玉採訪時曾經表示：「使用電解水機的先決條件必須是其水源水質非常好，假如電解水機接用的水源水質不好，則經電解水機電解過後的水質，對人體健康反而有危害。消費者喝進的是對人體有害的重金屬濃縮水」。

呂鋒洲教授曾經出版《電解水是好水》這本書，結果被業者斷章取義，在他們的宣傳單上印「呂鋒洲教授」、「臺大醫學院臨床實驗證明」等字樣，讓呂教授不堪其擾，並鄭重聲明：「不要再用我及服務機構的名字，否則我要告他！」

　　看到這裡，相信不少家中裝有電解水機的人心裡一定會開始不安起來，為什麼被業者宣稱很好的電解水居然也有問題？事實上，問題不在於機器，而在於「臺灣的水質」。假設水質不好，反而會製造出有害身體的「重金屬濃縮水」。

　　相信大家都知道，臺灣的水質並不是很好，所以根本不適合安裝任何廠牌的電解水機，就算在臺灣所用的機型是所謂的「日本原裝進口」，卻完全不適用於臺灣。

　　甚至，臺灣大學自來水水質研究室，就曾經對市售電解水機的生成水質做過檢驗；結果發現：有的pH酸鹼值高達10，如果是長期飲用這種水質的人，非但不會身體健康，體內鹼性過高更會引起腎臟的傷害，並且造成許多莫名的疾病，不可不慎！

各種「能量水」的特殊功能，尚未完全確認

　　近幾年來，一般飲用水淨化的方法日新月異，但多半都只是著重於水質上的改善。要能擠身「最先進飲用水」之列，除了需要符合「水的純度提高（去除汙染物）」之外，也要講求強化水的滲透力和溶解力，更必須兼具品質和「特殊能量」。所以，才有所謂「能量水（或「電子水」）」的問世。

　　所謂的「電子水」，是將高電壓通過裝有備長碳的水槽中所製造出來的水。這種水之所以能夠「活性化」，完全是因為其利用高壓來提高水分子的電子能量所致。正因為如此產生的水能量很高，才被稱為「能量水」。

　　這裡所謂的「能量」，也就是屬於生物體的能量，包括：光能、電能、磁能、核能等多種的能量。所以，無論是以「電場極性或礦石磁場」

產生的磁化水；「在水中添加二價三價的氧化鐵、氧化矽和生化陶瓷共振放射出4-14微米電磁波，使水分子活化」的π水；以「最新奈米技術，讓水分子更活化」的奈米水；甚至是「水中含有高濃度氧氣」的高氧水，都是具有一定知名度，被歸類是蘊涵特殊「能量」的能量水。

（一）磁化水

簡單來說，磁化水是應用磁振器（Jacobson Resonance）所研製的磁振水。根據《好水好健康》一書的說法，磁化共振水的應用原理在於：水分子在容器內的流動是任意亂射的，但是經過飲用、注入生物體後，則受到蛋白質電荷的影響而「秩序化」，因此在生物體內水分的運動不再是盲目無序，而是順應生物體內蛋白質電荷的流向，形成有規則的流動。

磁化共振水在經過特定安全電磁場的切割及頻率振動後，水分子團（H₂O Cluster）就會變小，水的活動性增強，排列有順序、硬度降低，而含氧量、溶解度和滲透力都會大幅提升，因此就更容易讓水分子進出細胞膜。不但能迅速輸送水分與養分、容易被人體細胞所吸收，更能有效地將老舊廢物排出體外。例如美國有大學臨床研究證實：「磁化共振水」進入活細胞內的吸收率，要比一般礦泉水快30倍。

不過，儘管按業者的宣傳內容，磁化水「有利農作物、養殖魚類成長，亦可幫助食物保鮮，甚至具療效」。也有業者宣稱，磁化水可以活化細胞、促進新陳代謝、提高自癒能力等功效，但到目前為止，以上這些說法尚無實際的科學論據。

此外，關於某些瓶裝水業者或坊間書籍強調，磁化水可以減輕或治療高血壓、糖尿病、心臟病與癌症，還能促進新陳代謝、提高身體免疫能力等，根據行政院衛生福利部的說法，許多販售這類強調具神奇效果的產品業者，都無法提出具有公信力的科學數據，已經明顯違反藥事法。

事實上，這類水所使用的水處理原理與一般飲水機無異，不外乎是使用陶磁或活性碳等濾心來改善水質，並不具有特殊療效或神奇能量。所以消費者在購買時，需要特別留意及避免上當。

此外，由於電子水是「從電場及磁場極佳之處所生產的水」，因此有人認為「將電子送入磁場（電場）不好的水中，即可將壞水變成好水」，但這理論的正確性目前尚未獲得證實。

（二）π 水

π 水是密度極高的高分子水，由於其成分接近生物體內的水，且其中所含的超微量二價三價鐵鹽，據說具有對身體有益的功能，更有人稱之為「不會腐臭的水」、「可以讓花不會枯萎的水」、「可以將淡水魚和海水魚一起飼養的水」等。但是據一些報章、媒體的報導，以上的神奇效果似乎都言過其實。

（三）奈米水

所謂的「奈米原能水」或是「納米原能水」，是以最新奈米科技激動水中的氫原子和氧原子，使水分子更加活躍，並且藉由釋放出其中多餘的溶解物質和氣體，以達到水質淨化和活化的功能。根據業者的說法，奈米原能水的水分子是「磁化」過的小分子水，所以，具有消毒、殺菌、水質軟化、口感佳等效果。

（四）高氧水

高氧水的出現，主要是受到「缺氧現象（Oxygen Deficiency）」與慢性疾病間關聯性說法後，所推出的一種號稱「除了健康外，還要延緩老化、使青春永駐」的能量水。

有醫界認為，慢性的輕度或中度缺氧，會導致人體細胞的能量不足；

而長期缺氧，則會引起四肢無力、疲憊、記憶力減退、注意力不能集中、憂鬱、性慾減退，甚至輕微發燒、肌肉酸痛、神經衰弱等症狀。

此外，氧氣能使人體消化道內的益菌充分繁殖（因為有益身體的細菌，多為嗜氧性細菌）。以上益菌不但能制止無氧性有害細菌的滋生，同時更能在消化腸道內產生荷爾蒙、酵素及維生素。此外，還可調節血糖，合成蛋白質，清除腸內毒素，輔助加強免疫機能。

簡單來說，適量的氧可以協助人體達成體內的自然平衡作用（Homeostasic Functions）。而且由於有氧水含有高濃度的氧，便可以利用水為載體，將氧帶入腸胃中，進一步破壞腸內厭氧菌的生長空間。

表 6-4　好水大評比

名稱	定義	特點	適宜與不適宜
礦泉水	以流經岩石的天然礦泉水，或是來自天然深層且富含礦物質的地下水。	1.沒有額外添加防腐劑和消毒劑，又沒有採取加熱的方式進行滅菌，因此天然性得到較好的保護。 2.含有多種微量元素及成分，包括鋰、鍶、硒、鋅、碘化物、溴化物、偏矽酸、游離二氧化碳等，適量應用可促進人的骨架、牙齒的發育，增強酶的活性、增加細胞的通透性等。 3.仍有微生物的汙染，以及臭氧消毒後殘留的臭氣，以及還保留了沒有，或無法分離掉的有害元素，像是鉛、汞、鎘等。	適宜：對鈣、鐵元素流失嚴重的老人、正在生長發育期的兒童，以及身體缺乏微量元素的人。 不適宜：對於微量元素已經足夠的人，或是患有高血壓、慢性腎炎、心臟病並伴有浮腫的病人。

名稱	定義	特點	適宜與不適宜
純水 （蒸餾水）	將自來水經過過濾（去除水中雜質及微生物）及軟化（去除水中金屬離子）經過攝氏 105 度的高溫加熱，並蒸餾成蒸汽，最後將蒸汽冷卻還原成水。	因為經過過濾、軟化、超高溫及再凝結，所以是最乾淨、衛生的「熟水」。從化學性質來看，純水的溶解力極強，喝入人體後，可溶解多年積在體內的毒素、溶解膽、腎及膀胱結石，減輕關節疼痛，還可以使動脈更具彈性、高血壓趨向正常。當然，純水也會溶解及帶走細胞及骨頭中的礦物質，長期飲用將不利骨質密度，有可能造成骨質疏鬆。且純水屬酸性，與呈弱鹼性的血液酸鹼值差異大。此外，純水在過濾、軟化及蒸餾過程中，也同時將人體所需的微量元素一併去除。	由於純水中缺乏對人體有益的微量元素，再加上有極強的溶解力，因此不適宜患有骨鬆症、礦物質及微量元素缺乏者、腎臟功能弱的人長期、大量飲用；只適合患有動脈硬化、結石病人，或是體內毒素蓄積過多的人短暫飲用。
電解水 （離子水）	將自來水經由初步淨化後，再透過隔膜電解及殺菌，最後生成鹼性及酸性兩種離子水。	經處理過的水，可以除去自來水中的餘氯、有機雜質及細菌、病毒等，且生成的水分子團小、滲透力強。pH 值為 7.5-8.5 的鹼性離子水，既可消除人體內的酸性自由基，也保留了對人體有益，且易吸收的離子元素；至於不能飲用的酸性離子水，則可用來做消毒及美容等之用。	由於在電解過程中，一些有害的重金屬也會從陰極，流入鹼性離子水中，長期飲用有重金屬的電解水，對身體有害。此外，鹼性離子水適合慢性腹瀉、消化不良、腸胃異常發酵、胃酸過多者。不適宜心臟功能不全、腎臟病，以及正在服藥的病患；至於有過敏、虛弱體質，或老人、兒童，則要限量飲用。

名稱	定義	特點	適宜與不適宜
鈣離子水	用蒸餾水或過濾後的純淨水，將「原料（含鈣量高的鈣離子粉）」溶解成水。	水中除了鈣離子外，還有其他對人體有益的金屬離子及元素，例如鎂、鈉、鉀等。不但可以讓人體迅速吸收，並能快速中和體內的酸毒，具有防治多種疾病，像是氣喘、咳嗽、便秘、肺結核、高低血壓、肥胖、皮膚病等。 但鈣離子的價格不低，再加上如果所選的水不夠中性，水中過多的陰離子，會抵消鈣等陽離子所應該發揮的效用。	老人、兒童等體內鈣容易流失及需要補充的人，例如免疫力及消化功能低下、紅血球及血小板減少、肺結核患者、肝功能衰退、內分泌發育不良、神經衰弱、易患皮膚病、肥胖及高血壓患者較為適合；但身體不缺乏鈣等陽離子或偏高的人，則不適合飲用。
磁化水	將原水（自來水）經由動、靜磁場生產出來，有導電性、礦物質呈離子狀態的水。	磁化水含氧量高、水分子團小，水的溶解力及滲透力也較強，能快速被人體細胞所吸收。但其缺點是：離開磁化杯或磁化設備後，其功能就會相對減弱或消失。	適宜：因為磁化水能殺菌、消毒和減藻、消除體內自由基，因此適合四高（高血壓、高血糖、高血脂、高尿酸），以及哮喘、結石、過敏（過敏性鼻炎或蕁麻疹）、腸胃功能弱、潰瘍等患者。 不適宜：強磁場有促進鈣離子游離和鈣結晶鬆動作用，對體內大腸菌及酵母菌有抑制效果，所以，老年人、骨鬆患者及腸胃功能紊亂的人，都不適宜飲用。

資料來源：彙整自《水分子的體內革命》，第 88-108 頁、《今天的飲水習慣，決定你 10 年後的健康狀況》，第 55-69 頁

🜄 包裝水選購也是門學問

一年到頭，只要進到便利商店或大賣場，就可以看到飲料貨架上擠滿了上百種的瓶裝水或桶裝水，常見的包括礦泉水、純水、海洋深層水。其中，有本地的，也有進口的。

其價格從一瓶標價新台幣15元，到200、300元，700、800元不等，甚至，還有上千元的進口水。與這樣高價的水相比，許多加油站卻常有隨油贈送的免費水。

看到這裡，讀者也許會問：不管是玻璃瓶、寶特瓶，體積是大或小，裡面裝的不都是透明的「水」嗎？為什麼價錢會差那麼多？難不成瓶子裡除了水以外，還有其他更值錢的「東西」？而價格越貴的水，就一定是高品質的水嗎？這些瓶裝或桶裝的水，與一般家庭裡打開水龍頭所流出來的水，到底有什麼分別？

根據臺灣食品工業發展研究所「2011-2014年臺灣地區食品消費與通路調查」中顯示，2011年約有62.25%的消費者表示「在過去一年飲用過瓶裝水」，而2014年曾喝過瓶裝水的消費者則高達73.83%。

另外，依照國際市場調查研究公司AC尼爾森的分析報告指出，雖然2011年塑化劑風暴打擊了臺灣飲料市場，但瓶裝水算是在包裝飲品中仍持平成長的品項。且臺灣瓶裝水的產值也從2012年的61億元，成長到2016年的95.3億的規模，和世界包裝飲品趨勢雷同，顯示瓶裝水的市場看來勢不可擋。

不可否認，很多人是基於「擔憂自來水管線不乾淨」，以為購買標榜「自然純淨」、「天然甘甜」的昂貴礦泉水最為安全。然而，比自來水貴很多的瓶裝水，品質真的有「比較好」嗎？其實也未必，因為瓶裝水至少有以下幾大問題：

一、用便宜自來水「裝高貴」

雖然根據國家標準規定，礦泉水和包裝飲用水的包裝上，必須明確標示水源，否則可依違反商品標示法開罰。但是，之前環保局曾經調查了所有市售的瓶裝水後發現，其中高達35%比例是使用極普通的自來水水源，甚至有一成以上的大腸桿菌超標。也就是說，市售瓶裝水的水質跟家裡白開水既「沒差」，價格更貴了差不多2500倍，而消費者簡直就成了花大錢買「自來水」的冤大頭。

例如在2014年4月22日的一則新聞就報導：「臺北市環保局調查市售34款瓶裝水，發現12款根本就是自來水，比例高達35%，高貴瓶裝水騙很大」。

腎臟科醫師江守山就曾拿瓶裝水跟煮沸過的白開水進行比較，一瓶20元的瓶裝水價錢，比白開水貴3125倍。更重要的是，瓶裝水不僅「A貴」，許多還根本沒有達到其所訴求的健康標準。

例如消基會就在2017年7月上旬，隨機在大臺北地區的量販店、超市、便利商店等地，購買 8 件訴求「鹼性」、「離子」，有降低疲勞、平衡酸性體質優點的市售包裝水，雖然以上樣品都符合安全規定，但鈣鎂元素偏低，並未達到鹼性離子水促進健康的標準。

其實，不要說臺灣，中國大陸的瓶裝水也同樣有類似的問題。由於同樣擔心水質下降及汙染問題，中國大陸飲用瓶裝水的人也越來越多。而根據英國BBC在2017年11月14日的報導，中國大陸的瓶裝水消耗總量，已占全求總量的15%（http://www.ntdtv.com/xtr/b5/2017/11/14/a1350836.html）。

正由於民眾不信任自來水，改喝瓶裝水，使得相關業者都「賺翻了」。例如中國媒體《界面》新聞就曾在2017年報導，可口可樂最近在中

國的天貓購物網站上，推出一款「Valser」瑞士原裝進口礦泉水，其中最貴的玻璃瓶裝750毫升礦泉水，一瓶原價高達人民幣64元（約合新台幣280元），價格相當驚人，同時獲利也相當可觀。

但，問題還不在於「價格A貴」這件事，而是「瓶裝水」的品質堪慮。因為之前就有中國媒體引述業者的說法，瓶裝水並不檢測重金屬、有機汙染物，更添加了許多對人體有害的化學品（http://www.epochtimes.com/b5/13/5/3/n3861724.htm）。

而在2015年時，中國大陸的食品監管部門抽檢的結果顯示，407種被查出的有問題飲料中，有將近400種都是不合格的瓶裝水和包裝水，就連中國瓶裝水知名品牌「農夫山泉」也名列其中。

二、水質沒有比較好，還含有非常多細菌

瓶裝水不但「用便宜的自來水充當高檔水，『騙很大』」，且根據腎臟科醫師江守山的說法，瓶裝水其實沒有比較好。因為，75%瓶裝水含菌量高於自來水，有些瓶裝水中的異氧菌（Heterotrophic Bacteria）數量，甚至比可容許的標準高出100倍。

三、存放瓶體溶出化學物質的風險

此外，瓶裝水的存放也是一個大問題，稍有不慎，就有寶特瓶裡化學物質（如銻、塑化劑等）溶出的風險。因為，寶特瓶裝水放久後，銻含量會增加。銻（Antimony）是一種銀白色天然金屬，用做PET生產中的縮聚催化劑。由於它高效價廉，因而被廣泛使用。

之前德國曾經調查全球28國、共132個包裝水品牌。結果發現包裝水

放越久，水內可能致癌的金屬「銻」的含量越高。例如香港跟法國，都有販售的法國包裝水，但香港樣本銻的含量卻是德國的一倍多。原因就在於寶特瓶裝水中銻元素的濃度，會隨著存放的時間拉長而增加。

為了環保的需求，許多寶特瓶的材質重量減少，讓瓶子變得更輕薄、有助於環保，但卻更容易因為受熱而變質。所以，消費者在購買寶特瓶裝的飲料時，除了要注意其保存期限外，更要注意存放處的溫度不可太高，應儘量避免受到陽光直射。其中特別是聚碳酯樹脂包裝的瓶裝水，最好不要放置在車內，或太陽照得到的地方，應避免置於溫度高的處所。

除此之外，還要注意瓶子避免「多次使用」。因為，使用多次的瓶子，洗瓶子的過程中有可能會刮傷表面，容易使雙酚A滲出到水中，再被人給喝下肚。例如已有國際智庫警告，PET瓶恐怕會分解致癌物質到水裡，透過循環進入人體，進一步引發各種現代病。此外，也有研究發現，硬式聚碳酸酯瓶會釋出微量雙酚A（BPA），這是一種仿雌激素。瓶子的刮痕愈多，盛裝的水溫度愈高，瓶身釋出的雙酚A愈多。

而美國疾病預防管制中心（Centers for Disease Control and Prevention）的一項研究也指出，95%的受檢驗者身體裡的雙酚A含量，足以影響動物發育。

事實上，已有百家以上的政府機構研究指出，雙酚A會造成動物基因突變，導致攝護腺癌、睪丸素酮分泌減少、精蟲稀少，以及雌性性徵早發。雙酚A造成的基因連環影響現象顯現於所有動物，當然也包括人類。另 份美國國家健康學會的研究報告也顯示，儘管程度輕微，但雙酚A確實會影響胎兒和幼童的健康。只不過，國際瓶裝水協會並不認為雙酚A有何危害，所以從不進行這個項目（雙酚A）的檢驗。

四、外包裝更不環保

　　瓶裝水帶給我們方便，但卻同時讓我們所處的生態環境，付出了極高的代價！有統計指出，要生產1公升的寶特瓶罐，製程中必須耗費至少17.5公升的水；出了生產線還需要運送、上架、冷藏等。而從原料製造到回收，約排放400公克溫室氣體，差不多是自來水的2300多倍。

　　而根據2010年的統計，從歐洲運送1噸的礦泉水到澳洲，平均會排放出84公斤的二氧化碳，以澳洲人「一年大約消費1億5000萬公升瓶裝水」的情形，就等同排放了1萬2000多噸的二氧化碳，等於是為地球暖化進一步地「落井下石」。

　　除了運送過程造成的汙染，後續空瓶處理也是一大問題。因為根據美國的調查，出售後的塑膠瓶約只有兩成會被回收，而這些講求設計美的PET製品，最後多半是淪落至垃圾掩埋場，變成千年不腐的現代化石。

　　《別喝瓶裝水》的作者也曾指出，美國89%的自來水符合甚至超越聯邦政府訂定的安全標準。盲目試飲活動的結果，自來水經常勝出知名品牌礦泉水。而且瓶裝飲用水的價格，為自來水的240倍至1萬倍。那麼，為什麼消費者還願意用超高的價格購買市售的瓶裝水呢？該書的作者認為，瓶裝水橫掃美國市場，確實是一種奇特的社會現象，也是20世紀和21世紀最成功的行銷傑作。但是，行銷作為為什麼能夠奏功？他認為，部分原因是現代人的懶惰和缺乏耐心所致。

　　但是，由於瓶裝水的一生，從誕生、運輸到掩埋，其背後所代表的龐大碳足跡、對地球資源的浪費、對環境所產生的害處，也間接關係到我們後代子子孫孫的生存問題。所以，為了實踐保護地球、維護生態的永續發展，你我都有責任少買一罐瓶裝水吧！

　　最後，也許讀者會問：假設市售瓶裝水有諸多問題，那桶裝水就沒問

題了嗎？恐怕也未必。因為雖然桶裝水的「每公升單位價格」，要比瓶裝水便宜。但是，有關水源、淨化處理是否安全、衛生，以及包裝、儲藏、運送等，是否符合優質水標準，仍然具有疑慮。所以，個人仍不建議用市售桶裝水，來替代家用飲水的方式。

冷笑話　警衛跟保全伯伯的差別

兒子的社會科目考了一題：在學校裡，校門口幫我們服務的人是誰？

答案中有警衛伯伯，但是他沒選。

我問兒子說：「你為什麼沒有選這個答案呢？不然你們學校門口坐的那兩個人是來觀光的嗎？」

兒子回答：「我們學校請的是保全，不是警衛好嗎！」

陳玲儀、廖紹遠　提供

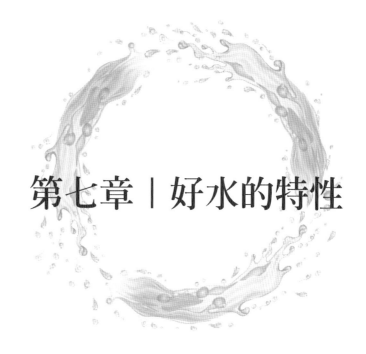

第七章｜好水的特性

前一章簡介了好幾種號稱對身體健康有益的飲用水，其中包括了自來水、蒸餾水、離子交換水和逆滲透水。每一種水在處理的過程，目的都是儘量把水以外的溶質給除掉，以達到「好水」的標準，且讓純化後的水，仍保有原本的水性及營養素。

此外，像是電解水、鹼性水、離子水、磁化水、有氧水及奈米水等，就是以外加電場、磁場、氧氣或其他方法等，來改變原水的物性，藉此表現出如宣傳內容的飲用水。

但不論不同種類的水具有什麼功能或「內含物」，總之，就是要「天然尚好」！

但在前面第四章也特別提到：由於水源、淨水場、輸水管與貯水槽等問題，造成生飲自來水充滿著危機與風險。

不過，雖然我們沒有辦法決定水庫的供水品質，沒有辦法選擇供水管或貯水槽的好壞，但是在水龍頭的這一端，我們卻是可以做好最後的一道把關動作，讓自己遠離不利身體健康的「壞水」，而多多攝取有益健康的「好水」。

正確喝好水，身體才健康

看到這裡，問題又來了。因為如果「選擇了好水」，才有益身體健康、延年益壽，那麼接下來最重要的問題就是：真正的「好水」該有哪些特性呢？是說「越純淨的水」，就一定是「純天然的水」，也就等於「好水」嗎？事實上，「什麼樣的水才是好水」這個問題，就像「什麼樣的人才是好人」一樣，很難有個明確的定論。

而在實際替讀者歸納整理出「好水」特性之前，在這裡先談一下：為什麼喝好水對身體如此重要？這是因為我們的身體有70%的水。這些水除了存在於細胞中，還有很大一部分是存在於細胞之外，稱為「細胞外液」。而「細胞外液」加上「細胞內液」，就是我們全部的體液。

所謂的「細胞外液」，包括了血漿及組織液（如淋巴），大約占人體重量的15%，其中的1/4是存在於血管中，其餘則存在於組織間隙。如此，就構成了人體封閉的水溶液內環境系統。

健康好水的 8 大標準

人體這個封閉的水容液內環境系統，必須依靠一套精密複雜的體系——主要是靠腎臟，來保障體內環境的潔淨與酸鹼平衡。但在腎臟拼命

努力維持內在環境的同時，現實的外在環境與現代的生活、飲食習慣，則是一而再地挑戰這個精密的內環境，並破壞人體的平衡。在這種情況下，與其100%仰賴腎臟的孤軍奮戰，我們更應該供應身體優質好水，才能提升讓失衡的環境恢復平衡，並且趨向健康狀態。

更何況之前世界衛生組織曾經調查發現：人類疾病80%與水有關；現代營養學家也認為：飲水品質是我們生活品質的重要組成部分。所以，你今天的飲水習慣，絕對會決定你10年後的健康狀況。

臺灣的《中國時報》醫藥保健版，曾在2005年4月5日刊出，由臺大知名醫師所發表的「好水」定義是：沒有受到汙染、餘氯、細菌、重金屬、未經煮沸、該有的礦物質要有、且水分子團越小越好。

簡單來說，「好水」最基本的定義，一定是沒有汙染、餘氯、細菌、病毒及微生物才行。但事實上，這些只是最消極性的定義，也就是從「避免罹病」的角度來看，假設從有益身體健康及延年益壽的積極性角度來看，能被「認證」為優質好水的標準，還需要更多的條件才行。以下是我認為「健康好水」的重要特性：

健康好水特性一、「軟」中偏「硬」最好

人們日常生活所接觸到的水，分為鹹水及淡水兩大類。除了鹹水不適合飲用外；淡水又叫天然水，主要是指雨水、井水、塘水、河水、溪水、湖水等。以上這幾類水雖然都可供人飲用，但通常都不能直接飲用，而必須經過消毒、澄清、煮沸等處理後，才適合飲用。

以上幾種天然水中，還可以根據所含礦物質的多寡，而分為軟水及硬水。一般來說，水質中礦物質濃度的計算方式，可以分為以下兩種：一種是以PPM為計算單位，另一種則是以TDS（Total Dissolved Solids）為

計算單位。計算水中溶質多寡的單位，最常見的是PPM，1ppm（毫克／公升；mg/L）表示1公升（L）的水容量裡含有毫克（mg）的溶質；TDS（總固體量）則是指「水中所含固體的總溶解量」，常用來作爲水質軟硬、混濁度和濃度的參考值。

至於常用的軟、硬水指標，有下列兩種標準：

其一是以水中的鈣、鎂等離子數值而言。當水中鈣、鎂等離子的含量低於80ppm（8度）時，稱之爲軟水；80ppm-160ppm之間爲輕度硬水；水中鈣、鎂濃度在160ppm-300ppm間爲中度硬水；300ppm以上爲高度硬水。

表 7-1 水的軟、硬度表

ppm	毫克／公升（mg/L）	硬度
0-70	0-70	非常軟
70-150	70-150	軟
150-250	150-250	微軟
250-320	250-320	中度硬
320-420	320-420	硬
420 以上	420 以上	非常硬

資料來源：《水的聖經》，第 49 頁

　　水中礦物質多寡，決定了水質的軟硬，也同時影響了飲用時的口感。其中，礦物質含量少的軟水，喝起來順口好喝，且對身體的負擔小；而相對的，水中的鎂含量一多，就會出現苦澀、味重的口感。正因為這種濃厚的口感，也是許多人不愛喝「硬水或超硬水」的主要原因。

　　一般來說，軟水與硬水的主要區別，在於其「所含礦物質的多寡」。假設以水中所含鈣、鎂量的多寡而定，並以水中碳酸鈣（$CaCO_3$）的ppm來換算，就可很明確的知道軟水和硬水的成分差異了（請見表7-2）。

表 7-2　碳酸鈣在硬水和軟水中的分量

水的種類	分量（ppm）
高度硬水	350ppm 以上
中度硬水	150-300ppm
輕度硬水	50-150ppm
軟水	50ppm 以下

資料來源：《好水，好健康》，第 58 頁

　　一旦水中的鈣、鎂、鐵、錳等礦物質較多時，其陽離子易與水中的特定陰離子結合，形成某些程度的「硬度」，就稱之爲「硬水」；反之，則稱之爲「軟水」。硬水經煮沸後，會產生礦物質沉澱，並形成加熱器管線中的「水垢」。

7-1　硬水對日常生活的影響

　　水的硬度太高，除了會影響口感，喝起來不太可口，還會對人們的日常生活有所影響。例如鈣離子或鎂離子能和肥皂形成非溶解性鹽類浮渣，並且附著在衣服或浴盆上。特別是當人們利用肥皂洗衣服，或在浴盆中沐浴時，此一現象會更明顯被看出來。

　　此外，高硬度水在加熱煮沸時，還會產生白色沉澱的鍋垢，將會延長日後水的加熱時間，並且造成鍋爐的負擔。用硬度高的水洗衣服時，肥皂也不太容易起泡沫，將會浪費較多的清潔劑。

　　讀者如果問我到底硬水好？還是軟水好？我只能說：硬水與軟水，並沒有特別的「誰好、誰壞」的優劣之分。讀者應該要根據自身的健康狀況，去選擇適合自己的水。

　　因為一般而言，水的硬度過高（超過300毫克／公升），除口感不佳外，還有可能引起泌尿系統結石，這是因為腎臟不好的人如果持續飲用硬水，有時腎臟會無法過濾鈣質，引起尿道結石。此外，胃腸較弱、容易拉肚子的人，硬水可能會使得症狀加劇。

　　然而值得讀者特別注意的是，長期飲用「軟水」，卻會造成礦物質缺乏，其中尤以微量礦物質不足，可能是導致各種慢性病及提早老化的主因。舉例來說，如果想要預防動脈硬化、心肌梗塞和腦梗塞，個人推薦硬水。這是因為硬水中含有的鈣和鎂能強壯血管，使血液變得順暢。之前，有專家學者曾研究「飲用水中的硬度對人體健康的影響」，最後的結論是「水中硬度的高低，與循環系統疾病的罹患率呈反比關係」。也就是說，經常飲用硬水的人較飲用軟水者，其心血管疾病的罹患率較低，飲用軟水的居民，其中風和心肌缺氧的死亡率，會隨著飲水的硬度增加而減少。

　　此外，臺灣自1996年至1998年期間的研究報告也顯示，飲用水硬度與冠狀心臟病及腦血管疾病的死亡率呈「反比」關係；至於有關直腸癌及結腸炎案例分析結果，飲用水中的鈣濃度與其患病風險亦呈反比關係。亦即：飲用水中鈣濃度越高，其腸癌的罹患率也越低。也就是說，假設水中含有過量的礦物質，對身體保健較有正面的功效。

　　綜合水質專家們的建議，無論從水中礦物質含量的穩定性對人體的影響，或是從生活的適用性，甚至是飲用上的口感來說，天然鈣、鎂濃度維持在80-160ppm的水質，差不多是最適合一般大眾使用的生活用水。

健康好水特性二、無汙染、無毒、無重金屬

曾有水營養專家利用南極水、冰泉水做植物實驗，發現在豌豆的發芽率實驗中，它比礦泉水、純淨水、自來水都好，前者可提高發芽率150%；而在黃瓜生長實驗中，更發現可使黃瓜莖直，結果多；還可使大蒜生長速度提高2-3倍。

健康好水特性三、pH 值為弱鹼性

前面提到的「無汙染、病原菌及化學物質」，僅僅只是最基本的優質水條件。因為將自來水進行過濾，再將水煮沸個3、5分鐘後成為蒸餾水，卻也只是個裡面沒有任何礦物質、維生素的「死水」，對人體的酸鹼平衡與身體健康一點幫助也沒有。

有關礦物質等營養素對人體的好處，已經在第3章有所交待。所以在此將偏重在「體內酸鹼平衡」的作用上。一般來說，決定水的酸鹼度的重要條件是氫離子（H^+）濃度。當氫離子越多時，pH值越低，水呈酸性；H^+越少、pH值越高，水則呈鹼性。健康人正常的血液應當為弱鹼性，恆定在pH值7.35-7.45。而體液恆定的酸鹼平衡，則是保持細胞正常代謝的重要條件。

只不過現代人的體液，卻普遍存在pH呈弱酸性的趨勢（相關原因，請見第5章）。

健康好水特性四、小分子團（分子結構）

2003年諾貝爾化學獎得主彼得·阿格雷（Peter Agre）和羅德里克·麥金農（Roderick MacKinnon），共同發現了細胞膜上的水通道，這個通道只

有2奈米大小，只有小分子團水才能順利通過。

　　一般的水是由13至16個水分子所組成，稱爲「大分子團水」；至於「小分子團水」則是由5至6個水分子、半幅寬小於100Hz或900Hz，才能算是「小分子團水」。

　　在地球上的水，不論是自來水、井水、河水、雨水的半徑，都大於100Hz，甚至超過130Hz；電解水則在50Hz左右，而全世界長壽村中的飲用水，卻都是小於100Hz的小分子團水。

表 7-3　國際水分子團平均值

	水分子團線幅	水分子團	滲透力、溶解力	清潔力、代謝力	保濕力
自來水	127Hz	大分子團 100Hz 以上	低	低	低
雨水	119Hz				
蒸餾水	118Hz				
井水	105Hz		中	中	中
礦泉水	94Hz	小分子團 80-100Hz	高	高	高
山泉水	85Hz				
5 大 長 壽村好水	75Hz 以下	SPA 活水 75Hz 以下	超高	超高	超高

資料來源：《水的聖經》，第 180 頁

　　記得日本醫學博士林秀光，在1999年曾經出版過一本名爲《因水而死》的書籍，呼籲人民重視水質的汙染。在這本書的前言——「小分子

水，是長壽的祕密」中，作者有特別提及有關世界長壽村的報告顯示，村中居民因為時常飲用小分子團水，日常生活排泄的糞便特別的乾淨，也就容易獲得長壽且不生病。

7-2　日本長壽村的祕密在於「小分子團水」

談到人民的長壽，日本人可以說是全球最長壽的一族。其中，位於日本沖繩島上的大宜味村，更是聞名於世的「長壽村」。據了解，長壽村是個約3500人的村子，其居民中90歲以上的長者，就有80人以上，可以說高齡與長壽老人的比率是世界之最。

根據科學家們的研究，大宜味村人之所以長壽，除了健康飲食、環境優美、氣候宜人、熱愛運動、人際關係和諧、心情愉悅等因素外，最重要的一點在於他們擁有獨特的水質，以及長期浸淫在多喝水、喝好水的環境下，才得以青春不老。

經由科學家們研究日本長壽村中的水之後發現，其水質多呈弱鹼性、水分子較小、含豐富人體仰賴的礦物質，同時此水帶有能量、具滲透壓。正因為村民長期飲用這些水而長壽，才讓以上這些特質，成為許多科學家公認的「好水基因」！

7-3　小分子團水的特徵

一、滲透力強：因爲水分子團較小的水，體積也較小，更容易滲透進入物質裡。

二、滋味好：水分子團小更能刺激味蕾，所以「好喝」、「順口」、「口感佳」。這是因爲小分子團水的滲透力強，所以能輕易進出組織細胞，帶出食物原本的香味及美味，用來煮飯、煮菜會變得更好吃。而用來煎煮中藥，則能發揮像甘瀾水一樣的效果。

三、無負擔：對人體來說，小分子團水由於滲透能力高，因此更利於加速新陳代謝與酵素活動，有助健康。簡單來說，就是水分子團小的水，容易被消化器官吸收，不像大分子團水，喝多了容易脹肚子。

四、沸騰快：水分子團小的水活動速度快、傳熱時間短，所以更容易沸騰。從另一個角度來說，就是能夠「節省能源」。

7-4 小分子團水的 5 大特殊功能

綜合不同專家的研究，「小分子團水」具有以下的特殊功能：

一、提高各種營養在細胞的沉積：有營養學家針對住在深山裡長壽村的老人進行營養學分析，發現他們食物中能量不夠、動物蛋白質不足、氨基酸不平衡，但卻是非常長壽。

研究的結果顯示，長壽村裡的水質——小分子團、弱鹼性及富含礦物質，才是他們長壽的奧祕所在。因為這些「好水」的特質，可以讓食物中有限的營養在體內被充分地吸收，以及在細胞內沉積。

二、調整體內有益菌平衡：研究發現長壽村民長期飲用小分子團水，有益於腸道內有益菌群（有益雙歧桿菌屬革蘭氏陽性厭氧菌，能發酵糖類而產生有機酸、生物活性酶、維生素K、維生素B群）的生長與繁殖，顯示「喝好水與補充低聚糖」具有同樣的功效。

三、啟動體內多種酶：人體內如果缺少酶，各種營養素就無法利用。而科學證實，小分子團水具有「啟動體內多種　」的功效。

四、調整人體免疫功能：科學家的實驗結果顯示，長期飲用健康的水，可以提高人體抗病和抗衰老的能力。

五、防治心腦血管疾病：當飲用的小分子團水進入血液中後，可以使紅血球分散、血液黏稠度降低，因此，就有「改善微循環」、「疏通小動脈」的效果，自然有利防治心腦血管疾病。

　　爲什麼「小分子團」是好水的重要特性之一，這得從「水如何進出細胞——通透原理」開始談起，並進一步破解一般人對於水「貴就是好」的迷思！

　　就像一般人喝水，必須從「口」中進入體內，但是水要進入細胞內，每一個水分子卻必須在穿膜蛋白水通道嚴密的監控下，始能通過。簡單來說，小分子團水具有一定的滲透性，所以，才更能被人體細胞所徹底利用。

　　簡單來說，水的分子團越小，水的能量就越大，水的滲透力、溶解力、代謝力也就越強。這是因爲分子團小，就容易進出細胞膜，將細胞所需的礦物質及維生素運送進去，並且將細胞不需要的廢物及垃圾代謝出來。這也是爲什麼小分子團水是最適合人體細胞的水，也是眞正優質且有益健康之水。

　　其實，目前小分子團水除了做爲飮用水外，近年來不少醫美研究也發現，小分子團水和美容、抗衰老之間的密切關係。由於分子團小的水更容易進入組織，載入加倍的水分和營養，並將細胞中的毒素排出，因此，市面上已經有不少美容品牌，將小分子團水的高滲透力、高擴散力、高溶解力、高含氧量等特性，廣泛應用在抗衰老的保養品中。

健康好水特性五、氧化還原電位差較低

　　氧化還原電位差低的水才是好水。除水分子團的大小影響水在人體內的吸收和代謝率之外，水的電位變化也直接影響到人體對水的吸收。爲什麼呢？這可得先從「氧化」現象開始談起。

　　「氧」是生命體存在不可或缺的物質，但因爲它的氧化還原電位相當高（820毫伏特），因此，過多的氧很容易發生「過氧化現象」，造成

許多致病因子的形成。正因爲過度的「氧化」，被之爲是「衰老」、「疾病」的象徵，所以，如何緩和身體的「氧化」現象，就成爲現代人追求健康的一個重要指標。

　　一般計算「氧化還原」電位大小的單位，是毫伏特（mV）。當物質越容易造成「氧化」現象時，其所含的「氧化還原電位」值越高；如果電位值偏低，則表示該物質容易釋出電子，容易讓接觸到的物質「還原」。由於自來水的電位約在500-650mV之間，而優質的瓶裝礦泉水約在300mV左右。所以，越是低電位差的水，將是最快速的「抗氧化」物質及優質好水。

笑話　聖誕節禮物

聖誕老公公在12/24下午就提早把小朋友的禮物都擺在聖誕樹旁了。

兒子說：「媽媽這機器人怎麼操作啊？有說明書可以看嗎？」

媽媽說：「說明書要找一下，可能放在機器人盒子裡面。」

兒子說：「媽媽！媽媽！說明書怎麼會是簡體字呢？妳是不是在淘寶上買的禮物啊！」

媽媽一時被兒子給嚇到了，正不知道怎麼回答時，靈感一來：「聖誕老公公不可以去大陸批貨嗎？」

陳玲儀、廖紹遠　提供

健康好水特性六、無臭且美味、口感佳

前面提到的優質好水，都是從水的分子團大小、內容物等來進行判別。但如果要擠身真正優質好水之列，氣味及口感恐怕也得一併考量才行。而說到氣味，「沒有臭氣」應該會是重要的條件之一。但是，由於 H_2O 的狀態是無色、無味，「美味水」又該如何定義呢？

記得日本厚生省所設定的《美味水研究法》，就曾對「美味水」的定義如下表所示。但個人則是想引用水專家們的研究，提供以下有關「美味水」該具備的條件。

表 7-4　美味水的條件

水質項目	數值
蒸發殘留物	30-200 毫克／公升
硬度	10-100 毫克／公升
游離碳酸	3-30 毫克／公升
過錳酸鉀消耗量	3 毫克／公升以下
臭氧度	3 度以下
殘留氯	0.4 毫克／公升以下
水溫	20℃以下

資料來源：《水博士教你喝出自癒力不生病》，第66頁（摘自日本厚生省「美味水研究會」）

首先，是水的硬度在10-100毫克／公升左右時，其口感將會最佳（有關水的硬度，請見第4章）。

其次，決定飲用水味道的是礦物質。一般來說，鈣質具有清爽的味道；鎂有苦味；少量的鈉喝起來甜甜的，多量的鈉喝起來鹹鹹的；少量的鉀形成甘味、多量則形成苦味。所以，適度的鈣質與少量的鈉、鉀，就能形成清爽並具甘甜味的水。

而除了以上的幾種礦物質外，游離碳酸（指溶解於水中的二氧化碳）也是影響水的美味的條件之一。雖然二氧化碳能適度的刺激舌和胃，產生清爽的口感，但如果含量太少時，會覺得味道不夠；太多的話，反而刺激性太強，就會出現辛辣味、難以入口。當然，水的味道也受到外在條件的影響，例如水溫。水專家認為，水的美味溫度是介在10-12℃之間。

健康好水特性七、含氧（溶氧）量高

當然，水中含有適度的氧也很重要。有專家認為，1公升的水含有5毫克以上的氧，才能稱得上是「美味的水」。這是因為氧對於血液及細胞而言，極為重要的緣故。

健康好水特性八、具有磁性及正能量信息（六角水或八角水）

1996年，日本自然醫學博士江本勝，透過顯微攝影的方式，以形狀證實水如果受到意識能量（如禱告、意念或宗教儀式等），以及其他各種能量（如音樂的聲能、環境汙染的化學能、電器及通訊器材的電磁能等）的影響時，會出現不一樣的水結晶。

他認為理論上來說，地球上不可能有兩個一模一樣的水結晶，但只要能呈現六角形、八角形結晶，就都是所謂的「好水」。因為，好的水結晶表示水的信息場是正面的、是健康的，在進了人體之後，便能和人體的細

胞電磁場相容共振。

　　至於形狀不健康的水結晶，則代表其信息場的電磁力，會干擾人體細胞電磁場的正常運作，對人體有害。因此好水必須保留好信息（如淨化、祝福、禱告），並且消除惡信息（如噪音、汙染等干擾）。

笑話　現代科技的厲害

客人：「這麼多年來感謝廖院長的技術，讓我一直變得美美。」

院長：「哦！是嗎？」

客人：「是的啊！我的護照出國在自動通關儀器根本掃描不了，必須要去人工櫃台才可以！」

院長：「真的嗎？有那麼大的變化嗎？」

客人：「有的呀！有一次去歐洲，安檢的時候，連人工櫃台都很讓我無言，非說護照的人不是我，後來他們部門主管來了才讓我出關。」

客人：「他們部門主管看見下巴的地方一顆痣才說是同一個人。」

院長：「我以為他們部門主管是一個台灣打針（微整形）的醫生，哈！哈！哈！」

廖俊凱　提供

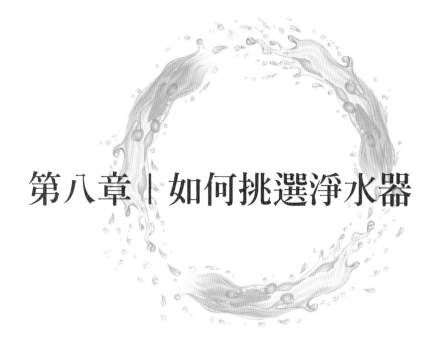

第八章｜如何挑選淨水器

吃下肚的任何食物或飲水，假設有身體不需要，或是對身體有害的物質，完全是靠腎臟來將所有水分進行過濾。因此可以這麼說，假設飲水不乾淨或含有毒素，第一個倒楣、加重工作的就是腎臟。所以，在實際教讀者如何挑對淨水器之前，先簡單介紹一下人體最重要的「排毒器官」——腎臟。

腎臟的功能單位是「腎元」。人體身上有一對（只有極少數人，可能只有一個）「腰子」，約有200萬個單位，每個單位是由腎小球、腎小管、亨利氏管，以及集尿管所構成。

人體血液會先流經腎小球，利用血壓差過濾血液中的物質。一般來說，各種物質除了體積大的血球、蛋白質之外，其餘物質經過過濾後，就流入腎小管。而腎小管則會從濾液中，挑選可以重複利用的物質再回收，使之回到血液中。其中的有毒廢棄物及多餘水分，會送往集尿管，最後形成尿液。以上，便完成整個過濾的流程。

整體來說，人體中和水最為密切的器官是腎臟。腎臟不但是體內最大的汙水處理場，也是最大的淨水製造廠。如果以一桶200公升來計量，成年人一年淨化血液的量，就有324桶之多，負荷可謂相當沉重。

💧 不挑好水，會讓腎臟累出病來

　　但如果民眾不好好善待腎臟，讓腎臟功能因故衰退到正常的5%以下，體內代謝所產生的廢棄物便無法有效排出。這個時候，人會出現噁心、貧血、意識喪失等症狀，也就是俗稱的「尿毒症（uremia）」。假設狀況持續惡化，又沒有機會換腎，就必須借助血液透析（洗腎），或腹膜透析（也就是俗稱的「洗肚子」）的方式，排除體內的代謝廢物，來延續當事人的生命。

　　正由於人體的淨水製造場是「腎臟」，不喝好水或使用優質飲水機，就等於是在嚴重傷害腎臟功能。根據統計，臺灣人洗腎的平均年齡63歲，大約過濾2萬桶血液之後，有些人的腎臟就會失去功能。按臺灣衛生署2010年10月的焦點新聞──「臺灣洗腎發生率近年來高居世界之冠」。

　　根據美國腎臟登錄系統（USRDS）2016年報告顯示，臺灣洗腎病患占總人口比率（盛行率）和每年新增加洗腎病患比率（發生率）居世界雙料冠軍。臺灣去年（2017）第一季洗腎人口已突破7.8萬人，洗腎患者中有45%是因糖尿病引起，另外15%的致病原則是心臟病或高血壓。而根據衛福部健保署的統計，全臺超過8萬人洗腎，年花健保500億元，位居十大疾病花費之首。等於每一位洗腎人口的年花費，超過了62萬元。

　　儘管6成左右的臺灣洗腎人口，是因為糖尿病、心臟病或高血壓，但讀者不要忘記在第三章時，曾經提醒過「缺水」是造成高血壓、糖尿病的

重要原因。且更重要的是：腎臟可以說是人體最大的淨水器。假設不喝水、不喝對水、喝對好水，就是拿自己的腎臟健康開玩笑。而且，這個「玩笑」的價格還不低。

換一顆腎，至少 200 萬元起跳

記得曾有一件俄羅斯機車裝備公司，就刊登過一則「人體各大器官價格」的廣告。在廣告中，心臟的價格新台幣900萬元、肝臟450萬元，至於腎臟則是210萬元……。

曾有中國大陸的非法器官仲介者表示，腎臟的地下黑市統一報價是3萬5000元人民幣，而且這還是2013年的舊資料。這也只是單純「腎臟」的價格，據了解，中國大陸換一顆腎，包括手術費等在內，至少是100-150萬新臺幣。

看到這裡，相信讀者應該會對選擇優質好水及淨水器，有更深一層的體悟才是。且為什麼會說「沒喝對好水、沒有選對淨水器，就等於是拿自己的腎臟當做體內淨水器」？因此接下來，將彙整臺灣淨水器的發展歷史，並且幫讀者分析各種淨水器的優、缺點，以便能協助各位順利挑選一臺能減輕腎臟負擔的好機器！

前面第五章曾經提到了瓶裝水，會有價格貴、水質差、存放久了會有有毒化學溶出物，以及不環保等問題，最好少喝及少買。但許多讀者也有難處，因為第四章也指出：現今自來水從水的源頭開始，就遭受了各種汙染，再加上淨水場無法全數過濾有害人體的各種重金屬、環境荷爾蒙、細菌、病毒等，又添加了大量的氯，讓水中充滿了有致癌疑慮的總三鹵甲烷，且自來水從淨水場，到民眾打開水龍頭生飲，又面臨著管線及貯水槽各式汙染的風險，根本讓人無法安心飲用。

各種淨水器價格及功能差異大

正因為自來水水質無法避免以上的問題及困擾，在購買瓶裝水飲用，以及直接喝自來水之間，就出現了龐大的淨、濾水器商機。就以美國為例，擁有濾水設備的家庭，由2000年的40%，增加至2007年的60%。據估計，2006年，美國家用濾水設備的市場規模，約15億美元，並且每年都可以成長9%-10%。

至於臺灣，自從2011年爆發塑化劑事件，且隨著食安及環保議題逐漸受到國民的重視，濾、淨水器的市場連年大幅成長。有業者估計，目前臺灣家用淨水器市場一年超過30億元商機。

至於中國大陸淨水器市場的商機，根據《第一財經》引述中國產業調研網發布的「中國淨水機行業市場調查研究及發展前景預測報告（2016年版）」的報導，2013-2017年，大陸淨水器行業年均增長率在15%以上，2017年行業產量將達8719萬台，市場規模將超過千億元人民幣。

通常民眾都會這麼認為，只要是經過淨、濾水器過濾後的水，就全都是「乾淨的水」，大可放心飲用。事實上，這可是似是而非的錯誤觀念。舉例來說，目前各級學校都設有基本的飲水機供學生飲用，但飲水機是各學校裡的基本設施，供青青學子們飲用，然而水質安全嗎？飲水機中水質的好壞，需由上游水源保護、中游自來水處理及下游飲水機維護等三個方向來決定。

也就是說，如果上游水源就遭到嚴重汙染、中游的自來水處理又不具全面性，再加上下游飲水機的定期維護無法落實（包括定期由專業技術人員維修管線、更換淨水器的過濾裝置、儲水塔至少每半年清洗一次等），照樣無法確保學生能夠喝到真正令人安心且潔淨、安全的飲用水。

6 大功能挑選最佳家用淨水器

　　目前，市面上所銷售的淨水設備，光是過濾方法就有電解、蒸餾、活性碳、逆滲透、紫外線等多種，真是讓人看得眼花撩亂。這些過濾方法看似複雜，但簡單來說，差別就只在於「濾心不同」而已。

　　當然，不同的過濾方法，水質的過濾能力也有差異，因此在選購淨水設備前，建議消費者一定要對各種淨水過濾原理的成效及優、缺點，有一個基本的了解（請見下表8-1）。

表 8-1　各種淨水器核心元件比較

名稱	原理	作用	優點	缺點
活性碳濾芯	是較早風行的淨水濾材之一，其材料取自碳化的木材鋸屑、木炭或椰子殼等，然後再用水蒸汽活性化為活性碳。以上幾種材料，又以木炭的過濾和吸附能力最強。活性碳有「粉狀」及「顆粒」兩種，前者以木材鋸屑及木炭製成的品質較佳。	透過濾心吸附硬水中的雜質、重金屬及水管裡的鐵鏽、消除氯臭及致癌物─三鹵甲烷。	體積小，有些可直接安裝在水龍頭上，且價格不高。	使用時間一久，易出現老化、變黃，並使水流量變小、容易滋生細菌，必須時常更換。

表 8-1　各種淨水器核心元件比較（續）

名稱	原理	作用	優點	缺點
紫外線燈管	是紫外線淨水器的核心元件，通電之後，紫外線燈管會產生有「消毒殺菌」作用的短波紫外線。	透過殺滅原水中的細菌、黴菌和藻類，以達到消毒與淨水的目的。	號稱殺菌率可達 99%-99.99%。	1. 需要經常維修燈管，且無法處理及改善過於混濁、藻類、重金屬及氯過多的水質；且要避免因為濾心材質，而使水中產生異味或殘留物質。 2. 無法改善水質，無法去除重金屬、有機溶液和溶解的氣體。 3. 啓動 2 分鐘後，才有充足的殺菌力，且紫外線燈需要持續點亮，開開關關容易損壞。
臭氧	利用臭氧。	殺菌、消除異味，可去除大部分汙染。	殺菌、消除異味，可除去大部分汙染源。	無法除去重金屬和水中微粒。

名稱	原理	作用	優點	缺點
中空隙膜	中空隙膜是像通心粉一樣的管狀細線，透過壁面上所鑽出的無數個，直徑只有0.01-0.1微米的超微過濾孔，來過濾水質。	由於中空隙膜的孔徑比細菌還小，可以過濾掉大腸桿菌、赤痢菌、結核菌、化膿桿菌等絕大多數細菌，以及黴菌孢子、微粒雜質和水管生鏽所造成的紅鏽汙染物等。	在過濾有害物質及微生物之餘，還能保留對人體有益的礦物質。	無法消除自來水中的異味，因此口感較差；且無法過濾掉體積更微小的病毒、重金屬離子有害物質。
離子交換樹脂	離子交換樹脂是一種具有離子交換功能的高分子材料，在淨水時，它能將本身的離子，與水中的異電荷離子交換。依照交換基團性質的不同，離子交換樹脂又可分為陽離子與陰離子兩種交換樹脂。	透過離子交換樹脂吸附水中的雜質及汙染物，像是硫、氯、碳酸鹽等，以達到淨水的效果。	可將硬水「軟化」。	1.不具殺菌效果，且需要定期清洗及更換濾心，以避免細菌滋生。 2.由於人造離子交換樹脂多含有軟性礦物質——鈉，可與溶解在水中得鈣、鎂等硬性礦物質發生離子交換反應，並使水中的鈉含量增加。因此，有高血壓、腎臟及心臟等慢性疾病者，最好不要使用這種淨水器。 3.再生時需要耗鹽，並產生一定量的廢水。

表 8-1　各種淨水器核心元件比較（續二）

名稱	原理	作用	優點	缺點
RO 逆滲透	逆滲透是一種水處理技術，它是利用水的滲透壓改變，以達到水的過濾與淨化。濾心是採用 PP 棉、活性碳及 RO 膜等，經過 5 級或 5 級以上過濾，其中最核心的是 RO 膜。	可清除溶解於水中的無機物、有機物、細菌及其他顆粒。	可以消除水中絕大多數雜質。	1.由於把水處理得「太徹底」，也將有益於人體的礦物質一併去除。因此，不適宜長期作為飲用水，尤其是兒童和老人，更不宜長期飲用純淨水。 2.不同材質的滲透膜各有優缺點。 3.儲水桶容易造成塑化劑的二次汙染，且需搭配前置活性碳，才能去除溶解的氣體。 4.每日製水量少，只能解決日常飲用；前三級濾芯使用壽命短，需要定期更換濾芯。

名稱	原理	作用	優點	缺點
陶瓷濾芯	使用以黏土和岩石等粉末，燒製成球狀或板狀的濾芯。由於黏土及岩石的組合比例，與燒製溫度、密度的不同，就產生不同的濾水性。當原水流經淨水器中無數顆陶瓷濾芯時，經由碰撞及磨擦所產生的電流和磁場，讓大分子團水變成小分子團水。	陶瓷濾芯可讓水具有能量，透過「吸附水中雜質與微生物」的方式，達到淨水的效果。且陶瓷顆粒中所含的金屬離子，還具有殺菌的功能。	可去除水中絕大多數較大的雜質。	1.無法完全去除所有水中所含有害化合物。 2.必須經常清洗、保養，以免細菌滋生或雜質聚集，而影響淨水的效果。
特殊WPSM（全戶過濾）技術	使用5級全效過濾方式，不僅可以取得無菌的乾淨好水，還能取得與5大長壽村同一等級的小分子團水。	透過1微米纏繞過濾、高密度活性碳、日本抗菌技術、亞硫酸漑與高科技活水離子5級過濾，可有效過濾體積大於1微米的重金屬、細菌、有害物質、水中氯氣等，但可以留下對人體有益的礦物質，以及更具活力的小分子活水。	出水量大，多數不需要裝設加壓馬達；體積小、好裝，不影響屋內裝潢。	--

資料來源：彙整自《水分子的體內革命》頁 102-108、《今天的飲水習慣，決定你 10 年後的健康狀況》頁 72-76、《水的聖經》頁 88、《腎臟科名醫江守山教你逆轉腎》頁 101、《好水，好健康》頁 104

　　且值得購買淨水器民眾特別注意的是：所有淨水器都不能過濾熱水，特別是活性碳濾芯淨水器，一旦使用熱水，會把吸附的汙物帶出來；至於其他材質的淨水器，除了中空隙膜濾心的耐熱程度可以達到80℃外，全都不能使用超過30℃的熱水做為原水。

　　腎臟科醫師江守山曾經大力推薦最好的過濾方式，是經過「5微米纖維→1微米纖維→逆滲透→活性碳→紫外線殺菌」5道關卡分層過濾，才能有效除去水中雜質、農藥、重金屬、氯氣、壬基酚、有機溶劑等環境毒素（請見下表8-2）。

表 8-2　5 道過濾，為健康嚴格把關

第一道	10 吋 UPP 纖維濾心	濾除水中較大沙粒、毛髮及較大的雜質。
第二道	10 吋 NSF 活性碳濾心	濾除氯氣、氡氣、化學物質、農藥。
第三道	10 吋 NSF 纖維濾心	再加強過濾一次，濾除更細微雜質，亦可避免第 4 道 RO 逆滲透的阻塞。
第四道	50G 逆滲透膜	濾除重金屬、細菌、微生物、石棉、氟（濾除所有已知有害毒物 2000-3000 種）。
第五道	2G 紫外線殺菌燈組	紫外線反覆折射，達到殺菌生飲效果。

資料來源：《腎臟科名醫江守山教你逆轉腎》，第 103 頁

Tips

腎臟科醫師教你：就算沒裝過濾器，也能提升水質的小祕方

由於國內的自來水生飲仍存有諸多疑慮，因此，建議民眾最好加裝有效的淨水器，經處理過後再喝。但如果是在外租屋，沒辦法裝設品質優良淨水器，也不想花大錢買瓶裝水的民眾，建議只要掌握幾個小撇步，還是可以提升日常飲水品質：

一、不要用清晨或假日後的第一道自來水：在水管中靜置了一晚，或一個週末的水，通常含鉛量最高，也沉積最多雜質，最好不要用。

二、最好晚上燒開水：由於早上第一道自來水品質不佳，但水管經過一整天已經被大量用水清洗乾淨了，所以晚上的水質才是最佳。

三、自來水煮沸後打開鍋蓋多煮5分鐘：這是因為自來水煮沸過程中，三鹵甲烷會先隨溫度增加而增加，應於煮沸到100℃時，達到最高點，此後若打開鍋蓋繼續煮沸3到5分鐘，三鹵甲烷含量就會大幅減少。

所以在家中煮開水，建議水煮沸之後，將蓋子打開再煮5分鐘。當然，在打開蓋子的同時，也要記得同時打開排油煙機或窗戶，以避免蒸散的三鹵甲烷又讓家人吸入。

但是，綜合個人對於市售各廠牌淨水器各項功能及內容的了解，民眾在選購家用淨水器時，雖然價格高低也會成為評比的條件之一，但是，由於喝好水才能有益健康，建議最好多多了解不同機種性能，及比較不同優缺點才好。

事實上，淨水器也不是沒有缺點。首先是：為了去除殘留的氯，連帶地也會除去水本身的殺菌力。因此，要特別注意細菌汙染的問題。

淨水器的第二個缺點，是濾心既不耐用，也常不易掌握濾心更換的時間。例如活性碳濾心的壽命，會依所使用的水量和水質不同而異，最長也只能維持3個月。如果繼續使用，不但會降低其淨化能力，同時也會導致細菌的繁殖。

第三個缺點則是「成本花費」的問題，特別是需要經常更換的濾心，相對地就需要支付更多的費用。所以在選購及使用以上淨水器時，民眾都必須事先了解及注意才是。

所以，民眾在選擇淨水器時，除了要多比較不同淨水器的功能及效用外，更要注意淨水器並非萬能，不是買了一台放在家裡，所有飲用水問題就永保無虞了。更重要的是：淨水器的濾心都有一定的使用期限，千萬不要為了省錢而沒有定時更換，否則，淨水器不但不能帶給自己與家人乾淨或健康的飲用水，反而可能成為致病之源，不可不慎！

冷笑話 音樂會目錄

媽媽帶 bui bui（3 歲） 去看音樂會，媽媽在看演奏會的目錄時，

Buibui 說：「我也要看！」

媽媽說：「你又不認識字，你看不懂啊。」

Buibui 說：「我看得懂啊！」

於是他把媽媽手上的目錄接過去看，唸出：「人之初，性本善……」

陳玲儀、廖宣詔　提供

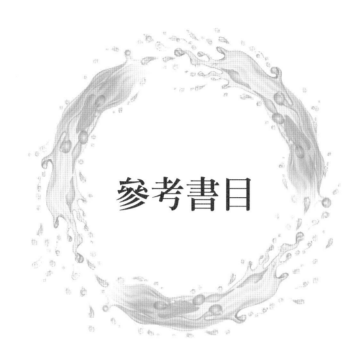

参考書目

1. 《今天的飲水習慣，決定你10年後的健康狀況》；左振素醫師、郇宜俊醫師編著；金塊文化

2. 《打造不生病的健康生活》；廖俊凱著；書泉出版

3. 《水分子的體內革命》；馬篤、養沛文化編輯部著；養沛文化

4. 《水正確喝，預防萬病》；早安健康出版

5. 《水知道答案》；江本勝著；陳滌譯；悅讀名品

6. 《水的聖經》；張慧敏著；生智出版

7. 《水書：掀開生命之水新的一章》；郭憲壽、蕭超隆著；養沛文化

8. 《水博士教你喝出自癒力不生病》；三宅篁著；曾雪玫譯；世茂出版

9. 《水懂你的健康》；胡建天著；知青頻道

10. 《90%的人生病都掛錯科》；廖俊凱著；廣廈出版

11. 《正確喝水，一生無病痛》；李承男著；林彥譯；高寶書版

12. 《失竊的未來》；Theo Colborn & Dianne Dumanoski & John Peterson Myers著；吳東傑、李芸玫、李靜瑤譯；先覺出版

13. 《好水，好健康》；張慧敏著；生智出版

14. 《好好喝水》；天下生活出版

15. 《別喝瓶裝水》；Elizabeth Royte著；褚耐安譯；商周出版

16. 《停止喝過多的水》；石原結實著；蕭雲菁譯；晨星出版

17. 《喝水是一門學問》；許福程著；養沛文化

18. 《喝對水，99%的疾病都可以解決》；藤田紘一郎著；王華懋譯；平安出版

19. 《煮一杯咖啡需要多少水》；Tony Allan著；張美惠譯；時報出版

20. 《腎臟科名醫江守山教你逆轉腎》；江守山著；新自然主義

21. 《聰明喝水治百病》；柯仁弘著；活泉出版

22. 《吃對了，不生病》；廖俊凱、郭芳良著；書泉出版

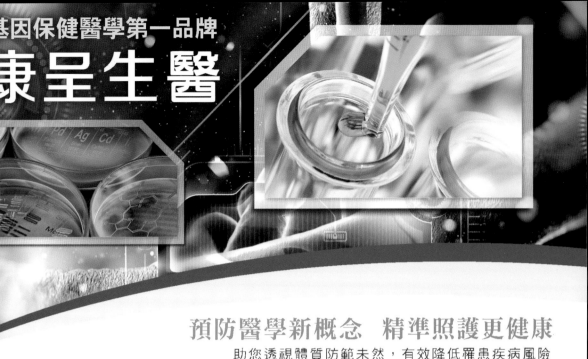

基因保健醫學第一品牌

康呈生醫

預防醫學新概念　精準照護更健康

助您透視體質防範未然，有效降低罹患疾病風險

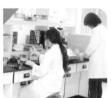

☑ **權威** Authority

全國唯一　兩岸認證實驗室

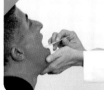

☑ **安全** Safety

口腔採檢　無侵入性

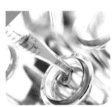

☑ **方便** Easy

一次檢測　終身受用

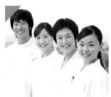

☑ **照護** Care

獨家專屬　健康把關

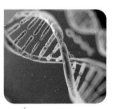

☑ **完整** Complete

多項基因　全面保健

CTB

康呈生醫集團創立於公元 1997 年，為台灣上市櫃公司 (股票代號6236)。十多年來致力於生技醫學健康事業，結合產官學研及專業醫學團隊，研發優質保健商品及多元健康服務來滿足消費者需求。

康呈生醫集團位於中興大學產官學研鏈結中心的基因研發實驗室，除能銜接國立大學豐沛研發資源，並持續與國立交通大學、台中榮總產學合作，投入研發基因檢測技術於臨床之運用，並結合雲端大數據e照護系統，提供專業完整的發展和服務。同時配合政府政策帶起台中生物科技的產業鏈，包括第三方實驗室的推動與整合、醫療體系的服務串接、保健食品原料和藥品醫材開發、醫療輔具的升級等等。為國人打造完善的大眾健康管理平台與精準醫學基因檢測平台，替預防醫學的未來發展出新的模式。

什麼是精準醫療？

　　「精準醫療」是透過「個人化醫療」、「客製化醫療」，透過大數據應用，把醫藥學、基因學、遺傳學等資料放入大數據資料庫進行比對及分析，借此找出疾病跟遺傳基因的關聯性，提供治療者用藥更準確，治療效果最大化，副作用最小化。

基因檢測的族群：

1. 一般民眾想了解自己身體的健康風險指數。
2. 具有遺傳疾病（如癌症、心血管疾病等）家族史的人。
3. 常暴露於含癌症危險因子環境的人。
4. 目前醫學疾病檢測雖無法確認，但被醫師列為高度懷疑的對象。
5. 疾病患者想了解自己用某種藥物的有效性。

基因檢測的好處：

1. 及早做好健康保健計劃。
2. 預先做好保險規劃。
3. 個人化健檢，重點項目參考。
4. 適藥性評估，提高效率，避免不良反應。
5. 探索天賦潛能，適性發展，精準掌握人生方向。

｜台｜灣｜唯｜一｜

十年打造、數十億投入，成功建構

先天後天+線上線下全方位健康管理平台。

HC Life
康 | 見 | 國 | 際

選對商業模式
贏在創業起跑點

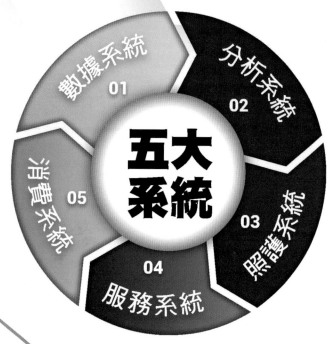

五大系統

01 數據系統
02 分析系統
03 照護系統
04 服務系統
05 消費系統

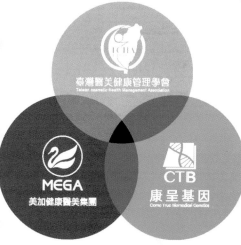

臺灣醫美健康管理學會
Taiwan cosmetic Health Management Association

MEGA
美加健康醫美集團

CTB
康呈基因
Come True Biomedical Genetics

全方位健康管理平台

線上線下
×
專業醫療團隊
×
健康管理師

詳細資訊及地址
歡迎至康見官方網站查詢

康見台北服務中心 02-5555-2888
康見桃園服務中心 03-426-0260
康見台中服務中心 04-3702-5688
康見高雄服務中心 07-349-3777

詳細資訊及地址
歡迎至康見官方網站查詢

美加仁愛診所 02-5588-6889
美加桃園診所 03-2751-313
美加台中診所 04-2472-7890
美加高雄診所 07-3427-999

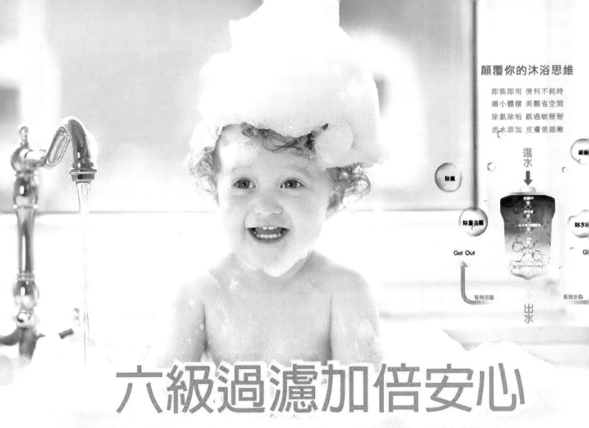

六級過濾加倍安心

萬得水 零負擔除氯舒活沐浴器

超值活動：憑此內頁凡購買任一萬得水產品即可現折500元

立即聯繫
萬得水 LINE ID客服：wantwater

(萬得水沐浴器定價1980)

萬得水 微信客服： 　　萬得水 FB 粉絲專頁：

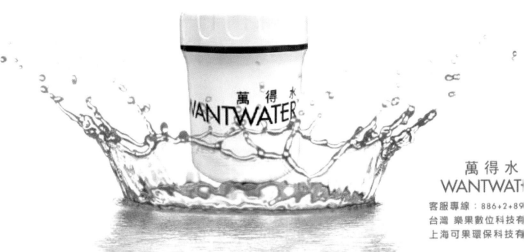

萬 得 水
WANTWAT

客服專線：886+2+89
台灣 樂果數位科技有
上海可果環保科技有

國家圖書館出版品預行編目資料

水是健康之鑰，你喝對了嗎？ / 廖俊凱著. --
初版. -- 臺北市：書泉, 2019.1
　　面；　公分
　ISBN 978-986-451-143-3(平裝)
　1.水　2.健康法
　411.41　　　　　　　　　　107013250

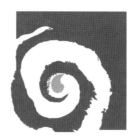

4922

水是健康之鑰，你喝對了嗎？

作　　　者－廖俊凱

發　行　人－楊榮川

總　經　理－楊士清

副總編輯－王俐文

責任編輯－金明芬

封面設計－黃聖文

發　行　者－書泉出版社

地　　　址：106 台北市大安區和平東路二段 339 號 4 樓

電　　　話：(02)2705-5066

傳　　　真：(02)2706-6100

網　　　址：http://www.wunan.com.tw/shu_newbook.asp

電子郵件：wunan@wunan.com.tw

劃撥帳號：01303853

戶　　　名：書泉出版社

總　經　銷：貿騰發賣股份有限公司

電　　　話：886-2-82275988

傳　　　真：886-2-82275989

網　　　址：www.namode.com

地　　　址：23586 新北市中和區中正路 880 號 14 樓

法律顧問　林勝安律師事務所　林勝安律師

出版日期　2019 年 1 月初版一刷

定　　　價　新臺幣 350 元